PMA NCPT
Nationally Certified Pilates Teacher

PMA 핵심이론 + **Return to life 완벽번역** + **연습문제**

필수 암기 기출 영어단어를 통해
국내에서 PMA자격증을 가장 쉽게 따는 방법

국제공인
필라테스지도자
합격공식

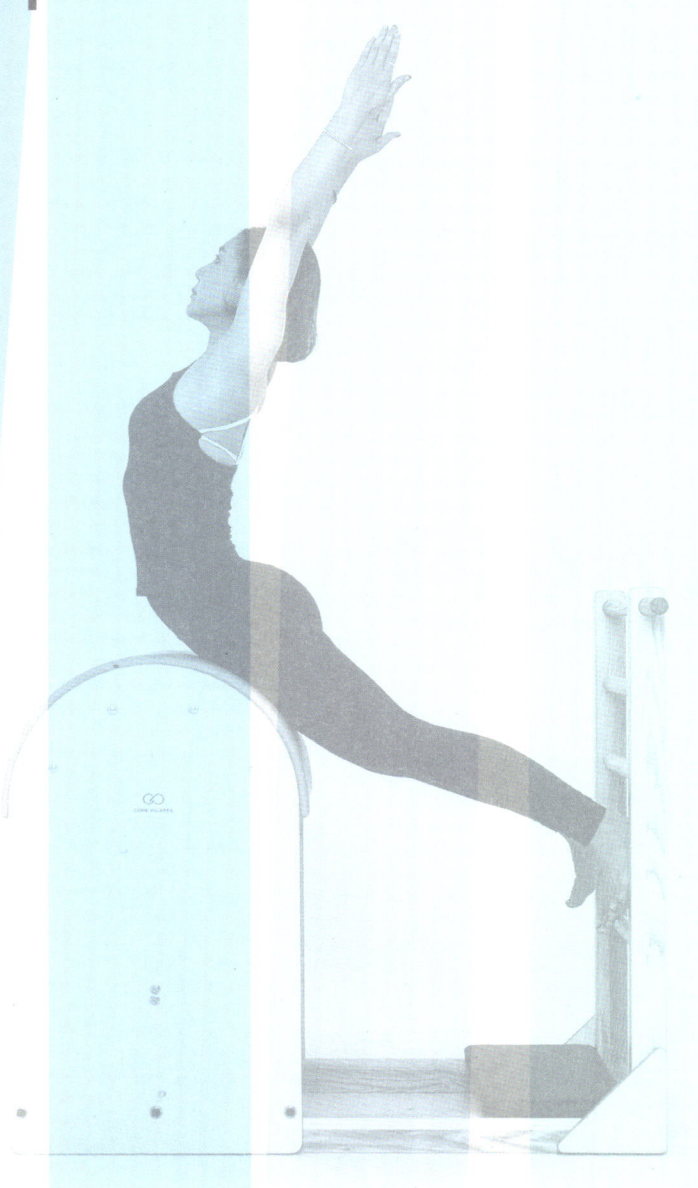

국제재활코어필라테스협회 지음

신진의학사

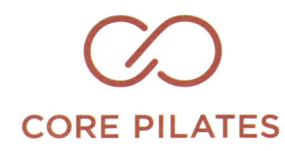

CORE PILATES
국제재활코어필라테스협회

저자

박상윤
국제재활코어필라테스 대표강사
서울시립대학교 스포츠과학과
'PMA-NCPT 합격공식' 대표저자

박민주
국제재활코어필라테스협회 대표강사
'해부학 쉽게 공부하기' 대표저자
'필라테스 지도자와 교습생을 위한 교과서
1,2,3' 공동저자 외 다수 공저

박주형
서울시립대학교 스포츠과학과 외래교수
(주)BM 대표이사
BM장학기부회 회장
필라테스·피트니스 사업자연맹(PIBA) 대표

박푸름
바디메카닉 육성과정 8기
국제재활코어필라테스협회 11기
비엠필라테스 목동점 강사

백형진
대한예방운동협회 협회장
바디메카닉연구소 대표
한양대학교 미래인재교육원 겸임교수

이준화
국민대학교 스포츠문화산업 재활필라테스&요가 외래교수
KBS스포츠예술과학원 무예학과(스포츠의학) 외래교수
(주)BM 교육이사

오유성
서울시립대학교 스포츠과학과 교수
단국대학교 이학박사
한국체육학회 회원
'근골격신경계해부학 실습' 공저

김주영
건국대학교 글로컬캠퍼스 자연과학계열 조교수
카이스트 인문사회과학부 겸임교수
국민대학교 운동생화학 및 영양학 박사

PMA NCPT
Nationally Certified Pilates Teacher

초판 1쇄 발행 2019년 12월 16일
재판 2쇄 발행 2022년 2월 28일
재판 2쇄 인쇄 2022년 2월 28일

저　　자 : [국제재활코어필라테스협회] 박상윤, 박민주, 박주형, 박푸름, 백형진, 이준화, 오유성, 김주영
감　　수 : 김보성

발 행 처 : 신진의학사
이 메 일 : bs.kim@bmworks.kr

인쇄/편집 : 금강기획인쇄(02-2266-6750)

ISBN : 979-11-968078-3-2
가격 : 35,000원

※ 저자와의 협의에 의해 인지를 생략합니다.
※ 이 책은 저작권법에 의해 보호를 받는 저작물이므로 동영상 제작 및 무단전제와 복제를 금합니다.
※ 잘못된 책은 구입하신 서점에서 교환해 드립니다.

이 도서의 국립중앙도서관 출판예정도서목록(CIP)은 서지정보유통지원시스템 홈페이지(http://seoji.nl.go.kr)와 국가자료종합목록 구축시스템(http://kolis-net.nl.go.kr)에서 이용하실 수 있습니다. (CIP제어번호 : CIP2019050722)

서문

국제필라테스연맹(PMA)은 국제적인 비영리 전문 협회이며, 조셉 H.와 클라라 필라테스의 지도에 헌신하는 자격 인증기관이다. 2005년, PMA는 미국에서 최초이자 유일한 필라테스 인증 프로그램을 시작하였다. 이후 전 세계 45개 국가의 필라테스 지도자들이 자격 과정을 채택하였다. 자격증 시험은 인터넷 기반의 시험 사이트에서 제공되며, 전 세계에서 예정된 날짜에 지필 시험이 이뤄진다.

필라테스 자격증 시험은 "직무 분석"이라고도 불리는 "직무역할 분석연구"를 기초로 한다. 이 연구는 계량 심리학자의 감독 하에 이 분야의 전 범위에 걸친 필라테스 전문가 패널에 의해 이뤄진다. 결과 문서는 시험을 위한 청사진을 제공해준다. 따라서 필라테스 자격증 시험은 이 직업의 공통적인 의견을 반영하는 것이며, 지도자의 지식과 기술 집합과 관련되기 때문에, 공통적인 역량 측정을 확인해준다. 직무역할 분석연구는 5~8년마다 검토되며, 시험은 그에 따라 업데이트된다; 본 저서 당시, 가장 마지막 검토는 2012년에 이뤄졌다.

2012년에도 또한, 필라테스 자격증 프로그램은, ICE의 승인 기관인 NCCA의 승인을 받았다. NCCA에서 승인한 프로그램들은, 간호사, 자동차 전문가, 호흡 치료사, 상담사, 응급 구조대원, 크레인 작업자 등을 포함하여, 광범위한 직업의 사람들의 자격을 인증해준다. 현재까지 NCCA는 120개 이상의 조직으로부터 약 300개의 프로그램을 승인하였다. 승인된 필라테스 지도자는, 현재 다른 전문가들 사이에서도 전문가로서 인정을 받고 있다.

일반적으로, 전문직과 전문가를 위한 기준 설정은, 다양한 기관 내에서 일어난다(참고 기관 목록은 아래에서 제시되며, 미국 기반의 기관들이다).

자격증:
- 인증기관들은 자격 기준을 설정한다. 필라테스의 경우, 이는 PMA 필라테스 자격증 프로그램이다. PMA 필라테스 자격증 프로그램의 목표는 종합적으로 훈련을 받은 필라테스 지도자의 역할을 정의하고, 보호하며, 홍보하는 것이다.

승인:
- 자격증 프로그램은 NCCA(국가자격기관위원회), ANSI(미국규격협회)와 같은 기관을 통해 승인을 받는다. PMA 필라테스 자격증 프로그램은 NCCA의 기준에 부합하며, NCCA에 의해 승인을 받는다.
- 교육 기준은 교육 승인 기관을 통해 결정된다. 승인은 프로그램에 따라, 또는 조직 전체에 걸쳐 이뤄질 수 있다. 현재 필라테스에 특정한 교육 프로그램을 승인하는 기관은 없다; 그러나 인증을 받은 학교들은 ACCET(평생교육훈련 인증위원회) 등의 기관을 통해 조직적 승인을 받을 자격이 있다.

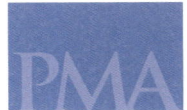

국제공인필라테스지도자 합격공식

면허증:
- 학교 면허 발급: 학교는 해당 주의 교육부나 직업 기관의 면허를 담당하는 유사 기관을 통해 면허증을 받을 수 있다.
- 실무자 면허 발급: 면허를 발급하는 조직이 전문가의 면허 발급 기준을 설정한다. 본 저서 작성 당시, 미국에 필라테스 지도자들을 위한 면허는 없었다.

일생동안, 조셉 필라테스의 연구는 비교적 소규모 집단의 클라이언트 및 지지자들에게만 알려져 있었다. 그는 자신의 아이디어와 방법들이 주류에 의해 받아들여지지 않았다며 좌절했다. 클라이언트에게 많은 긍정적인 결과를 내면서, 조셉은 근치유방절제술을 받은 클라이언트 Eve Gentry와 함께 재활후 연구를 성공적으로 실시하였다. 그녀는 결국 필라테스 장비에서 스트랩을 사용하여, 풀 암 서클(full arm circle) 동작을 수행할 수 있게 되었다. 조셉은 뉴욕의 의사 집단 앞에서 이러한 영상을 보여주었다. 감명을 받았지만, 조셉이 어떠한 자격증도 없었기 때문에, 당시 그의 방법은 의학 시설에 의해 받아들여지지 않았다. 현재 필라테스 방법은 신임을 얻었다. 필라테스 지도자들을 위해 최초이자 유일하게 전국적으로 인정을 받았다. 그의 경력 목표를 향해서, 좌절한 조셉은 다음과 같이 선언하였다. "나는 50년을 앞서 있다." 그가 옳았다.

PMA 필라테스 자격증 시험은 어떠한 특정한 교육 프로그램을 기초로 하는 것도 아니며, 자격 수여자들에게 "석사 지도자", "지도자들의 교사" 또는 그 밖의 상급 수준의 훈련을 지칭하는 명칭을 부여하지도 않는다. 이는 하나의 공통적인 측정을 사용하여, 입문자 수준의 지도자를 위해 역량의 타당성을 평가하려는 의도고, 미국에서 확립된 기준에 따라 구성된, 유일한 필라테스 자격증 프로그램이다.

이 시험의 응시자들은 PMA 필라테스 자격증 시험을 보겠다는 결정이, 이 산업을 지지하는 것이며, 이 방법의 창시자들의 연구의 타당성을 입증해주는 것임을 이해하며, 그 사실에 자랑스러워 할 수 있다.

Elizabeth Anderson
국제필라테스연맹 상임 이사

CONTENTS

- 03 서문
- 06 서론
- 08 실습 범위
- 08 윤리강령
- 09 수행 영역

- 11 조셉과 클라라 필라테스의 역사

- 15 필라테스 철학

- 17 장비 유지 체크리스트

- 20 해부학 및 동작 과학

- 77 예방책과 금기사항
- 84 지도
- 84 평가

- 84 프로그램 설계
- 86 지도 기술
- 88 재평가

- 89 필라테스 전문가

- 91 연습문제

- 103 PMA 동작 리스트 운동
- 104 매트 운동
- 110 리포머 운동
- 122 트래페즈 테이블 운동
- 136 하이백 체어와 운다 체어 운동
- 146 스파인코렉터 운동
- 150 래더 배럴 운동
- 154 보조 장비 운동

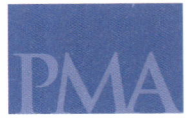

국제공인필라테스지도자 합격공식

서론

PMA 필라테스 자격증 시험 연구 지침은 PMA 자격증 시험을 준비하는 응시생들에게 도움을 주기 위해 만들어졌다.

이 연구 지침은 PMA 연습 문제 책자, 조셉 필라테스의 〈리턴 투 라이프〉 및 필라테스 지도, 해부학, 신체운동학, 운동 생리학, 개인 훈련에 관한 교본이나 매뉴얼과 함께 사용될 수 있다.

어떠한 종합 프로그램 졸업자라도, 이 지침으로부터 도움을 받을 수 있는데, 이는 지침에서 운동과 관련된 원문 용어에 특이적인 언어를 사용하며(시험에도 사용될 용어); 해부학 주제의 주요 영역들, 금기사항, 필라테스 지도자와 관련된 특별 집단 등을 다루며; 종합 필라테스의 적절한 지도와 관련된 다양한 과목들을 통해 진행되며; 국제필라테스연맹에서 개발한 윤리 강령과 실습 범위를 소개하기 때문이다.

필라테스 지도 분야에서 자격증을 취득하기 위해서는, 응시자들은 150개 문항의 객관식 시험을 통과해야 한다. PMA 자격증 시험은 종합 필라테스 지도자 훈련을 받은(기본적으로 450시간 이상의 훈련) 응시생의 기술 및 지식 수준을 측정하도록 설계되었다. 150개 문항 중, 125개 문항이 채점된다; 나머지는 실험적 문항이며, 추후 시험에 사용될 수도 있다. 응시자들은 시험에 합격하기 위해서 94개의 정답을 맞혀야 한다. 시험 결과는 환산 점수로 표기된다는 점에 주의하자. PMA 자격증 시험의 커트라인은 500점이며 따라서 500~800점이 합격 점수가 될 것이다.

시험 내용은 가장 최신 버전의, 필라테스 지도자용 직무역할분석연구(Role Delineation Study)를 기초로 한다(11 페이지 참조).

응시자들은 공부하도록 장려되지만, 과도한 학습이 불필요한 스트레스와 불안을 야기할 수 있다는 점을 고려해야 한다.

과도한 압박과 피로를 막을 수 있도록, 응시자의 시간 제약에 따라 학습 세션이 구성되어야 한다.

시험은 종합적으로 훈련을 받은 응시자들의 기술 및 지식 수준을 측정하도록 설계되어 있다. 이러한 설계에는, 종합 훈련 프로그램 졸업생이라면, 지도자-훈련 프로그램에서 얻은 지식만 갖고도, 이 시험에 합격할 수 있어야 한다는 사실이 내재되어 있다. 각 학교들이 필라테스 지도자들을 준비시키기 위해 접근하는 방식에는 차이가 있으며, 학습 자료가 만들어진 것도 이러한 이유에서이다. 또한 학교를 졸업한 지 수 년이 지났으며, 시험을 보기 전에 워밍업이 필요한 사람들도 있다. 학습에 전념하는 시간은 개개인의 상황에 따라 다를 것이다.

01 국제공인 필라테스지도자 합격공식

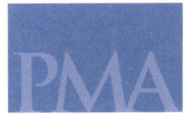

■ 실습 범위

PMA 회원과 PMA 자격증을 갖춘 필라테스 지도자들은 아래에 요약된 바와 같이 필라테스 지도자의 실습 범위를 벗어나서는 안 된다:

다음은 필라테스 지도자의 실습 범위에 속하는 내용이다:
1. 필라테스 운동 프로그램은 개개인의 필요에 따라 설계한다.
2. 클라이언트가 필라테스에 안전하게 참여하지 못 할 만한 조건들을 인식한다.
3. 일반적인 정보들을 지도하고 제공하며, 필요하다면 클라이언트에게 의사의 진찰을 받게 한다.
4. 해당되는 경우, 클라이언트의 안전을 보장하기 위해서, 의료진으로부터 운동 지침 및 허가를 받는다.
5. 클라이언트의 경과를 문서화하고, 진료 의뢰에 협력한다.
6. 전반적인 건강 증진을 위해 운동을 장려한다.
7. 클라이언트에 접촉할 수 있도록 허가를 요청하고, 관할 구역 내 시행법을 준수한다.
8. 동작을 용이하게 하고, 클라이언트의 자세를 잡아주며, 부상이나 손상을 방지할 수 있도록 적절하게 접촉한다.

다음은 필라테스 지도자의 실습 범위에 속하지 않는 내용이다:
1. 운동 프로그램을 "처방한다".
2. 클라이언트의 의학, 정신, 신체 상태를 "진단한다".
3. 적절한 의료 허가 없이, 자신의 지식 범위를 벗어난 질환을 가진 클라이언트를 계속해서 훈련시킨다.
4. 식이요법을 "처방"하거나 보충제를 권장한다.
5. 부상이나 질환을 "치료" 또는 "재활"할 것을 주장한다.
6. 치료사나 의료진에게 의뢰된 클라이언트의 경과를 모니터링한다.
7. 상담을 제공한다.
8. 자신의 자격증 범위를 벗어난 전문 교육을 제공할 능력이 된다고 주장한다.
9. 부적절한 접촉을 한다.
10. 다음의 특이 증상을 보이는 클라이언트를 계속해서 훈련시킨다: 흉통, 장기적 어지럼증, 빠른 심박수, 숨가쁨, 신체 협응력의 유의미한 감소, 의식 소실, 현기증, 구역질, 몽롱함, 장기적인 또는 증가하는 통증.

■ 윤리 강령

PMA 회원과 PMA 자격증을 갖춘 필라테스 교사들은 이러한 지침을 준수해야 한다:

1. 해를 끼치지 않는다.
2. 자신의 '연습 범위'에서 가르치며, 항상 클라이언트의 편안함과 안전에 완전한 주의를 기울인다. (PMA '실습 범위' 참조)
3. 전문적 경계를 유지한다. 다음은 부적절한 행동으로 여겨진다:
 - 부적절한 신체 접촉
 - 금전적 착취
 - 성적 착취
4. 클라이언트의 기밀을 유지한다.

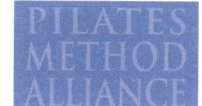

5. 필요하다면 클라이언트에게 의사의 진찰을 받게 한다.
6. 어떤 수준에서든, 클라이언트나 동료들을 차별해서는 안 된다.
7. 다른 필라테스 전문가의 클라이언트를 의도적으로 유인해서는 안 된다.
8. 클라이언트와 동료들을 존중, 신뢰, 공정, 진실로 대한다.
9. 해당되는 모든 상법, 고용법, 지적재산권법을 준수한다.
10. 전문적인 외모와 품행을 유지한다.
11. 기술, 훈련, 전문 자격증, 신분증, 서비스 등을 왜곡하지 않는다.
12. 계속해서 교육을 받아, 기술과 지식을 향상시키고, 클라이언트에게 최고 품질의 서비스를 제공한다.
13. 적절한 보험을 유지한다(책임보험, 스튜디오 보험, 내용물 보험 등).
14. 모든 수업 환경에서 적절한 교사-학생 비율을 유지한다.

■ 수행 영역

| 영역 I: 사정 & 평가 36% | 영역 II: 지도 46% | 영역 III: 재평가 18% |

PMA 시험은 필라테스 지도자와 그룹의 역할을 명확하게 확립하고, 이러한 역할에 특정한 영역 및 과제들을 확인하는, 직무역할 분석 개발을 포함하여 확립된 규범에 따라 구성되었다. 필라테스의 직무역할 분석에서는 세 개의 영역과, 각 영역과 관련된 과제들을 확인한다. 시험 구성을 위한 청사진으로서의 역할을 하는 것은, 이러한 영역 및 과제들과 관련된 비율이다.

■ 제 I 영역: 사정 및 평가(36%)

과제 1: 클라이언트를 평가하고 안전한 필라테스 운동 프로그램을 설계하기 위해, 또는 시작에 앞서 진료 의뢰의 필요성을 결정하기 위해 설문지, 면담 및 클라이언트로부터 자발적으로 제공받은 기타 기록(ex. 의료 기록, 과거 체력 기록, 과거 필라테스 프로그램)을 활용하여 의료, 건강, 운동 이력 및 생활방식 정보를 수집한다.

과제 2: 수집된 정보를 검토함으로써 의료 증서(medical release) 없이는 필라테스 운동 프로그램에 참여할 수 없거나 참여가 제한될 수 있는 위험 요인 및 동반질환(ex. 약물치료, 수술, 부상, 전신 질환, 신체 장애, 심리 장애)들을 확인한다.

과제 3: 효과적인 필라테스 운동 프로그램을 만들기 위하여 평가로부터 제공된 주관적 및 객관적 정보를 기초로 클라이언트와 함께 목표들을 평가하고, 논의하며, 결정하고, 우선순위를 정한다.

과제 4: 적절한 필라테스 운동 프로그램을 개발하기 위하여 관찰 및 동작 평가 기술을 사용하여 클라이언트의 자세, 동작, 균형, 협응에 영향을 미칠 수 있는 근육 불균형 및 비대칭을 확인한다.

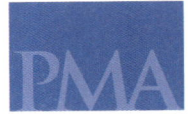
국제공인필라테스지도자 합격공식

과제 5: 적절한 필라테스 운동 프로그램을 개발하고 설계하기 위하여 의료 증서가 있는 클라이언트의 특수 조건과 관련된 정보를 확인한다.

■제 II 영역: 지도(46%)

과제 1: 성공적인 필라테스 운동 프로그램을 전달하기 위해서, 평가를 하는 동안 얻은 정보를 활용하여 필라테스의 방법론들(ex, 레퍼토리, 철학)과 운동 과학을 통합하여, 클라이언트의 프로그램을 개발 및 설계한다.

과제 2: 필라테스의 혜택을 고객에 맞게 최적화하기 위하여, 필라테스의 방법론(ex, 레퍼토리, 철학)과 운동 과학을 통합하여, 클라이언트의 프로그램을 실시하고, 진행하며, 수정한다.

과제 3: 개인 및 그룹 필라테스 지도 기술(ex, 구두 및 촉각 지시, 심상, 보조 맞추기(pacing), 주시하기(spotting), 시범 보이기)을 활용하여, 필라테스 방법과 관련된 적절하고 효율적인 운동 및 동작 기법에 대해 클라이언트를 교육한다.

과제 4: 건강하며 안전한 운동 세션을 제공하기 위해서, 종합적인 필라테스 수업계획 및 철학을 활용한다(ex, 리포머(Reformer), 트래페즈테이블(Trapeze Table), 체어(Chairs), 배럴(Barrels), 페드-오-풀(Ped-o-Pull), 매트(Mat), 매직 서클(Magic Circle), 풋 코렉터(Foot Corrector), 토 코렉터(Toe Corrector), 핑거 코렉터(Finger Corrector), 핀 휠(Pin Wheel), 헤드 하네스(Head Harness), 중량신발(Weighted Shoe), 빈백(Bean Bag)).

과제 5: 필라테스 프로그램이 클라이언트의 상태와 잘 맞는지 확인하기 위하여, 주관적 및 객관적 척도(ex, 차트, 메모)를 사용하여 클라이언트의 지속적인 경과를 기록한다.

과제 6: 클라이언트의 현재 상태를 지속적으로 평가하고, 관찰내용 및 의사소통을 통해 필라테스 프로그램을 조정하며, 특수한 상황에 맞게 운동을 수정한다.

과제 7: 클라이언트의 최적의 학습 경험을 위하여 필라테스 운동 환경을 평가 및 조정한다(ex, 광원, 소음 수준, 실온, 가정 프로그램).

■제 III 영역: 재평가(18%)

과제 1: 프로그램을 클라이언트의 수준에 맞추기 위해서, 동작 평가 기술 및 상호 토론을 통해, 단기 및 장기 필라테스 프로그램 목표 및 내용을 주기적으로 재평가하고 재조정한다.

과제 2: 주관적 및 객관적 측정을 위한 동작 평가 기술을 활용하여 프로그램 중단에 따른, 클라이언트의 상태를 재평가하고(ex, 질병, 사고, 트라우마, 전신 기력저하, 지도자 또는 스튜디오의 변화), 신규 입학, 의료 증서, 이력, 현재 목표를 확립하기에 적합한 평가 등을 실시하며,

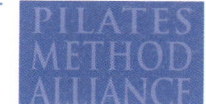

안전하고 효과적인 필라테스 운동 경험을 위해 프로그램을 수정한다.

과제 3: 학습 경험 개선을 위하여, 필요하다면, 클라이언트의 방향을 다른 학습 환경(ex. 그룹 수업, 개인 지도, 가정 프로그램)으로 재설정하기 위해서, 주관적 및 객관적 측정을 통해 클라이언트의 상태와 경과를 재평가한다.

필라테스의 역사

Joseph Hubertus Pilates – 초년

조셉 후베르투스 필라테스는 "신체 문화"의 옹호자이자 지도자로서 경력을 시작하였다 – 운동, 운동적 탁월함, 정신 수양을 통해 체육을 옹호하는 광범위한 운동. 자신의 경험과 지도를 통해, 그는 1920년대 후반, 그가 미국 시장에 도입한 교정 운동 체계를 형성하였다.

필라테스는 1883년 12월 9일 독일의 묀헨글라트바흐에서 태어났다. 1913년, 그는 영국으로 여행을 가, 공중제비를 하는 서커스 단원으로서 일자리를 찾았다. 1914년, 세계 1차 대전이 발발했을 때, 필라테스와 그의 서커스 공연단은 외국인 적군으로 수감되어, 전쟁 기간 동안 영국 서해안에 위치한 맨섬(Isle of Man)에 억류되었다. 그는 24,000명이 넘는 수용소의 일상 운동을 책임진, 몇몇 체력 단련자 중 하나였다. 이 기간 동안, 필라테스는 체력에 관한 사상을 구축하였고, 지도자로서의 경험도 얻었다.

1919년 초, 전쟁이 끝나고, 필라테스는 독일 본국으로 소환되었다. 함부르크와 베를린에서, 그는 체력과 조건화(conditioning) 훈련에 관한 사상을 공식화하면서, 의료 종사자들로부터 배웠다.

필라테스의 사상은 전쟁 동안 부상을 입은 병사들을 대했던 경험, 체력과 스포츠에 대한 아버지의 참여, 전쟁 후 과학, 문학, 철학, 예술이 번영하였던 독일의 지적인 시대의 영향을 받아 형성되었다. 수치료법(물료법), 통점 치료, 호흡연구와 같은 유럽의 전체론적 치료들도, 명상과 현대 댄스와 마찬가지로, 필라테스의 발달에 영향을 미쳤다. 그는 그 시대의 표준 장비를 개선하면서, 신체 기능 이상이나 부상을 해결하고, 신체를 단련할 수 있는 기구를 발명하였다. 필라테스의 기구 시제품은 결국 유니버셜 리포머(Universal Reformer)가 되었다.

1920년대

필라테스는 베를린에서, 유명한 복싱 매니저 Arthur Buelow와 함께 트레이너로서 일했다. 1924년, 미국 출판업자 Nat Fleisher는 독일에서, 인기 있는 링(Ring) 잡지에서 쓸 새로운 복싱 인재를 찾고 있었다. 그는 실제로 전문적인 가망성을 보인 사람을 찾았다면 자신에게 연락해달라고 필라테스에게 요청하였다. 1년 후, Fleisher는 Max Schmeling의 경기를 봐 달라는 필라테스와 Buelow의 요청에 따라 독일로 돌아왔다. 이들의 예감은 옳았으며, Schmeling은 1930년 세계 헤비급 챔피언이 되었다.

필라테스는 독일의 헌병을 훈련시켜 달라는 요청을 받았으나, 정부가 은밀히 군대를 재건하려 했다는

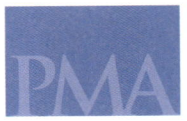

국제공인필라테스지도자 합격공식

사실을 깨닫게 되었다. 또 다른 전쟁이 일어날 것이라 반대한 필라테스는, 1926년 4월 미국으로 이민을 갔다. 이미 미주리주 세인트 루이스에 살고 있던 그의 형 Fred는 그의 본래 장비를 몇 가지 개선하는 데 도움을 주었으며, 프레임을 지면에 더 가깝게 배치한 것과, 본래의 웨이트 스택(weight stack)을 나선형 스프링으로 바꾼 것이 포함된다. 필라테스는 또한 당시 인기 있는 운동이었던, 노를 젓는 동작을 모방하는 데 사용할 수 있는 가죽 스트랩도 추가하였다. 그는 기구에서 실시할 수 있는 확장적인 운동 레퍼토리를 개발하였으며, 이후 유니버셜 리포머라 칭하였으며, 자신의 프로그램을 "교정 운동"이라 칭하였고, 이후에는 "조절학(Contrology)"으로 브랜딩 되었다.

필라테스가 간호학과 교사인 Anna Clara Zeuner를 언제 만났는지는 확실하지 않다. Clara는 그의 방법을 개발하고 가르침을 줄 뿐 아니라, 스튜디오 사업을 운영하는 데 있어서도 없어서는 안 될 파트너가 되었다. 그녀는 그의 연구에 가르침을 주는 데 헌신하였고, 많은 이들에게, 필라테스보다도 더 훌륭하며, 더 이해하기 쉬운 교사로서 인정을 받았다.

필라테스는 미국 시민권을 위한 탄원을 제출하던 해인 1929년 가을, 뉴욕시의 전화번호부에 그의 필라테스 유니버셜 체육관(Pilates Universal Gymnasium)을 처음으로 등록하였다.

1930년대 – 50년대

1930년대 후반, 뉴욕시는 댄서들의 메카가 되었다. 이 시대 동안 필라테스는 댄서들의 부상을 "고칠" 수 있는 능력에 대한 명성을 얻게 되었다. George Balanchine, Martha Graham, Hanya Holm과 같은 전문가를 포함한 많은 댄서들은 "엉클 조(Uncle Joe)"와 함께 연구하며, 부상당한 동료들을 그에게 의뢰하였다. 필라테스 스튜디오에 오게된 사람들 중, 두 명의 유명한 모던 댄서가 있으며, Ruth St. Dennis와 Ted Shawn이다. Shawn은 필라테스가 1942년부터 1947년까지 가르쳤던 버크셔산(Berkshire Mountains)의 제이콥스필로우(Jacob's Pillow), 댄스 캠프를 위한 운동 프로그램 개발을 위해 필라테스를 초대하였다. 필라테스의 시그니쳐 매트 운동은 이 기간 동안 개발되었다.

필라테스는 1934년 처음으로 그의 저서 〈당신의 건강, Your Health〉에서 자신의 사상을 발표하였다. 그의 두 번째 저서이자, 1945년에 출간된 〈리턴 투 라이프 스루 컨트롤로지, Retuen to Life Through Contrology〉에서는, 전체적인 웰빙에 대한 자신의 신조를 더 잘 정의하였다. 그는 그의 방법이 보편적으로 인정을 받아, 미국 교육 기관에서 교육된다면, 삶의 모든 이면들 – 개인적 이면에서 사회적 이면까지 – 이 향상될 것이라고 열렬하게 믿었다. 그의 비전은 신체 및 정신적 숙달에 대한 체계적이며 규율적인 접근 방식이, 개개인을 더 높은 개인적 의식 수준으로 고양시킬 것이며, 인간의 고통을 없애주고, 병원, 요양소, 정신병원, 심지어 감옥에 대한 필요성을 낮춤으로써 세계에 긍정적으로 영향을 미친다는 것이다.

"조절학"은 많은 댄서들의 훈련과 재활의 핵심 요소가 되었다. 이러한 많은 댄서들이 "1세대" 필라테스 지도자가 되었다(필라테스로부터 직접 훈련을 받은 지도자들). 여기에는 Carola Trier, Eve Gentry, Ron Fletcher, Kathleen Stanford Grant, Bruce King, Lolita San Miguel이 속한다. 뜻을 품은 많은 필라테스 지도자들은 운동 세션에 대해 서로 정보를 나누며 연구를 하였다. 그 밖의 1세대 지도자에는 Hannah Sakmirda, Jerome Andrews, Bob Seed, Naja Cory, Mary Bowen이 있다. 필라테스의 클라이언트들이 나중에 지도자가 되는 경우도 있었으며, Robert Fitzgerald와 Jay Grimes 등이다. 필라테스의 가장 가까운 학생들과 보조 지도자들은 이들의 조카들이었으며, Mary Pilates, Irene Zeuner

Zelonka 등이다. George Balanchine이 언급한 어린 댄서인 Romana Kryzanowska는 1941년부터 1944년까지 조셉과 클라라 밑에서 연구를 하였으며, 그 즈음 결혼을 하여 페루로 거처를 옮겨갔다. 1959년, 페루에서 돌아오자마자, Kryzanowska는 스튜디오의 보조 지도사가 되었다.

필라테스는 계속해서 운동 장비를 설계하며, 교정 의자와 베드 라인도 추가하였지만, 그의 발명품에 대한 특허는 얼마 되지 않았다. 가장 유명한 발명품인 유니버셜 리포머뿐 아니라, 그 밖의 혁신 제품에는 트래페즈 테이블, 운다 체어, 매직 서클, 풋 코렉터, 페드-O-풀, 헤드 하네스, 토 앤드 핑거 코렉터, 스파인 코렉터, 래더 배럴, 기요틴(단두대), 캐터펠트 및 자세와 호흡 조절을 향상시키는 데 사용되는 다양한 장비들이 있다. 예술가, 유명인, 사교계 명사들도, 건강한 삶과 스포츠 활동에는 강력한 신체 발달의 기초가 필요하다는 필라테스의 신념을 옹호하며, 그의 열렬한 추종자가 되었다.
필라테스는 부지런히 연구하며 신체, 건강, 웰빙에 관한 자신의 사상을 지도하였다. 그는 자신의 경력 기간 내내 잡지, 신문, 텔레비전에서 관심을 받았지만, 그의 연구는 충성스러운 엘리트 집단 추종자들에게만 한정적으로 전해졌다.

그의 강력한 옹호자이자 좋은 친구였던, Lenox Hill 병원의 정형외과 권위자, Dr. Henry Jordan도 있다. Dr. Jordan은 많은 환자들을 필라테스에게 의뢰하였으며 환자 중에는 필라테스가 직접 지도하였던 Carola Trier도 포함된다. Dr. Jordan의 학생들 중 일부는 유명한 정형외과 의사가 되었고, 이들은 계속해서 필라테스에게, Carola에게, 또한 더 젊은 지도자들에게 환자들을 의뢰하였다.

1950년대, 필라테스는 자신의 연구가 의료 및 교육 체계에 의해 받아들여지는 모습을 보기 위해 계속 노력하였으며, 이러한 목표는 주로 성공을 거두지 못하였다. 필라테스는 의료계의, 정상적인 건강에 대한 수동적인 정의와, 예방의학에 대한 좁은 시각, 적절한 신체 컨디셔닝(conditioning)에 관한 부적절한 기준을 보며 분개했다. 1959년, 스튜디오 건물의 상태가 악화되면서, 근린 지역이 위험해지며, 스튜디오 사업은 쇠퇴하게 되었다.

1960년대 – 80년대

의료계로부터 잘 받아들여지지 않았음에도 불구하고, 이 방법은 뉴욕대학교, 할렘무용단, 92번가 Y, 캐서린 던햄스쿨을 포함한 많은 맨하탄 기관들에 조용히 뿌리를 내렸다. 60년대 중반까지, 현대 댄스 안무가들은 댄스 워밍업 운동에, 필라테스 매트를 추가시켰다. 게다가 필라테스 방법은 뉴욕에서부터 더 먼 지역까지 퍼져가기 시작했다. Jerome Andrews는 파리로 건너갔고, Eve Gentry는 뉴멕시코로, Ron Fletcher는 캘리포니아로 갔다. 필라테스 훈련의 1세대는 계속해서 연습을 하며, 그의 철학과 기법들을 점점 더 많은 학생과 지도자들에게 가르쳤다.

오랜, 생산적인 삶 끝에, 조셉 필라테스는 1967년 10월, 그의 나이 83세에 사망하였다. 클라라는 1970년 은퇴할 때까지 계속해서 지도하며 스튜디오를 운영하였다. 그녀의 학생이자, 변호사이자, 친구인 John Steel은 유한 파트너십을 만들어, 처음에는 스튜디오 사업 운영에, 그녀의 은퇴 이후에는 스튜디오의 지속적 운영을 원하는 투자자들을 끌어모으는 데 도움을 주었다. 이 기간 동안 Romana Kryzanowska는 스튜디오 운영 책임을 인수하는 데 동의하였다. 1972년 경, 스튜디오는 본래 사업 장소인 뉴욕 939 8th 애비뉴에서, 29 West 56th 스트리트로 이전하였다. 이전 후, 이 스튜디오의 사업은 확대되었다. Kryzanowska는 최초의 필라테스 스튜디오, Inc.의 50% 주주가 되었으며, 클라라는 1976년에 사망하였다.

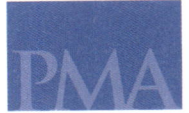 국제공인필라테스지도자 합격공식

1980년대, 2세대 지도자들은 전국적으로 실습을 구축하기 시작하였으며, 공식화된 지도자 훈련 프로그램이 나타나기 시작했다. 필라테스 스튜디오 Inc.는 재정적 어려움을 겪었으며, 1980년대 중반, 체육관의 미래를 보장하기 위해서, 헌신적인 학생들에 의하여 두 차례 매각되었다. 결과적으로 Healite Corporation에게 최종 매각되었다. Healite가 1989년 파산을 선언하면서, 스튜디오는 갑자기 문을 닫았다. 클라이언트와 지도자들은 결국 더 짐(The Gym)으로 옮겨갔고, 이후 Drago's로 이름을 알리게 되었다. 필라테스 스튜디오는 이 곳에서부터 오늘날까지 계속해서 운영되고 있다.

의학적 수용과 더 광범위한 호소

캘리포니아 샌프란시스코의 St. Francis 병원의 정형외과 과장인 Dr. James Garrick은, 1983년 최초의 댄스 의학 클리닉을 열었다. 필라테스 훈련의 가치를 알아본 Garrick은 최초의 의학-제휴 필라테스 프로그램을 설립하기 위해, Ron Fletcher의 도움을 받았다. 동시에 뉴욕시의 유명한 정형외과 의사들은 환자들의 재활후 관리를 위해 필라테스 운동으로 의뢰하기 시작했다.

1995년까지, 필라테스, 그룹 매트 수업, 심-신 헬스클럽 프로그래밍에 대한 언론의 관심과, 의료계 내의 호기심은 이러한 운동 방법을 더욱 발전시키기 시작하였다. "필라테스"라는 단어도 웹스터 사전에 실리게 되었다 - 이 방법의 폭넓은 수용을 지칭하는 또 다른 단어.

이 방법의 대중적 프로필에서 역사적이었던 터닝 포인트는 2000년 10월에 있었던, 필라테스의 유명한 소송 건이다. 이러한 판결에서는 "필라테스"라는 용어를 상표로서 사용해서는 안 된다며 기각하였다. 법원에서는 "필라테스"가 하나의 운동 방법을 지칭하는 포괄적인 명칭이라고 판결하였다; 이 용어는 다른 명칭에서는 가질 수 없고, 칭할 수 없는 고유한 기구, 운동 시스템, 교육학을 활용하는, 이러한 특별한 운동과 일반적으로 연관성을 갖게 되었다.

새로운 필라테스 시대

상표 판결 이후, 심-신 훈련과 지적인 운동 옵션에 대한 관심이 증가하며, 결국 조셉 필라테스의 비전은 단순하게 "필라테스"로 알려지며, 세계적인 현상이 되었다. 스튜디오와 헬스클럽, 지도자 훈련 프로그램, 유명인들의 지지, 광범위한 언론 보도에서는 이제, 필라테스 연구의 장점을 계속해서 극찬하고 있다.

신체와 혁신적인 장비 설계에 대한 조셉 필라테스의 직관적인 이해는, 자신의 전반적인 건강을 향한 일상적인 의도적 연습을 기초로 한, 보편적인 삶의 패러다임이라는 더 큰 비전을 구성하는 요소였다. 신체적인 수준에서, 이 방법의 연습은 신체 향상을 이끌며, 일과 놀이에서의 옵션을 확대시켜준다. 더 깊숙한 심리학적 수준에서, 이 방법은 스트레스 및 갈등에 대처하는 능력과 정서적 웰빙을 향상시켜 준다. 필라테스 방법을 온 마음을 다하여 규칙적으로 연습한다면, 자가 치유하는 보상이 따르게 되며, 결국 성격 발달에도 도움을 준다.

필라테스의 비전은 그의 사망 이후 거의 50년간 강력하게 남아 있다. 그의 메시지는 1940년대에 그랬던 것처럼 오늘날에도 연관성이 있다. 이제 전세계에서 지도가 이뤄지는 그의 연구는, 수 백만의 학생들에게 영향을 미치게 되어, 조셉 필라테스의 꿈은 이제 현실이 되고 있다.

참고자료

PMA NPCT
(NATIONALLY CERTIFIED
PILATES TEACHERS)

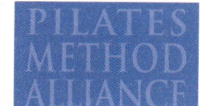

- Atacey Redfield의 초기 연구 및 기고문
- Your Health, 1934, 조셉 필라테스
- Return To Life Through Contrology, 1945, 조셉 필라테스
- 필라테스, Inc. v. Corrent Concepts, Inc., 120 F. Supp.2d 286, 57 U.S.P.Q.2d 1174 (S.D.N.Y.2000)

필라테스 철학

조셉 필라테스의 철학은, 1945년 〈리턴 투 라이프 스루 컨트롤로지〉에서도 언급되었듯이, 그의 운동에 맥락을 부여하는 건강과 웰빙에 대한 비전이다. 지도 원리(Guiding Principles)는 필라테스가 의도한 목적을 수행하기 위해서 지도자들이 이해해야 하는 필수이다.

세 가지 필라테스 지도 원리:
- 전신 건강
- 전신 몰입
- 호흡

전신 건강

"신체 건강은 자발적인 열정과 즐거움을 갖고, 우리의 많은 다양한 과제들을 자연스럽게, 쉽게, 만족스럽게 수행할 수 있는 건전한 마음과 함께, 균일하게 발달된 신체의 성취 및 유지이다."(p.15)

전신건강은 신체, 마음, 정신의 서로 완벽한 협응의 발달을 말한다. Mr. 필라테스는 전신건강이 운동, 적절한 식이, 적절한 위생과 수면 습관, 많은 햇빛과 신선한 공기, 직장생활, 여가, 휴식의 균형을 통해 달성될 수 있다고 말했다.

전신 몰입

"사회 각계각층에서 우리의 역량 범위 내의 가장 높은 성취를 위해서, 우리는 강인하고 건강한 신체를 만들고, 우리의 능력 한계까지 마음을 발달시킬 수 있도록 꾸준하게 노력해야 한다."(p.15)

"단 3개월간 주 4회 조절학 운동을 성실히 수행한다면… 당신의 신체 발달이 이상을 향해 접근하게 됨을 깨달을 수 있을 것이며, 동시에 새로운 심적 활력과 정신적 향상이 뒤따를 것이다."(p.18)

전신 몰입은 심적 및 신체적 훈련, 직업 윤리이자, 자기 자신을 향한 태도이며, 전신 건강 달성을 위해 필요한 생활방식으로 여겨진다.

호흡

Ron Fletcher에 따른, 조셉 필라테스의 인용문:
"결국, 정확하게 호흡하는 법을 배워야 한다"

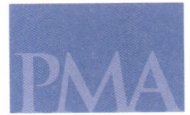 국제공인필라테스지도자 합격공식

"숨을 들이쉬고 내쉰다"
"완전하게 숨을 내쉰다"
호흡은 산소 용량을 늘리고 산소화 및 그 밖의 생리적 변화를 높이는 전신 기능의 필수적 부분이다. 완전히 일관적인 들숨과 날숨은, 순환계가 불순물과 대사성 폐기물을 밖으로 내보내면서, 모든 조직에 산소가 풍부한 혈액으로 영양을 공급하도록 도움을 준다. 필라테스는 이러한 세척 메커니즘을 "내부 샤워"라고 칭했으며, 이는 정신적 및 신체적 활성화 및 원기 회복이라는 결과를 낳았다.

필라테스 동작 원리

"신체 건강은 행복의 첫 번째 요건이다. 신체 체력에 대한 우리의 해석은 강건한 마음과 고르게 발달한 신체를 성취하고 유지하며, 자발적인 열정과 즐거움으로 많은 다양한 일상의 과제들을 자연스럽게, 쉽게, 만족스럽게 수행할 수 있는 능력을 말한다."(p.15)

필라테스는 애완 동물과 야생 동물의 자연스런 움직임에 대한 관찰을 기초로, 그의 동작 요법을 "조절학"이라고 칭했다(p.18).

마음과 몸은 필라테스 운동 요법에서 신체 체력 달성에 적극 관여해야 한다.

동작 원리는 모든 필라테스 운동의 성공적인 수행에 존재하는 요소들이다:
- 전신 동작
- 호흡
- 균형잡힌 근육 발달
- 집중
- 조절
- 중심 잡기
- 정밀성
- 리듬

신체는 중심잡기(Centering)를 통해 이동하도록 조직된다. 균형잡힌 근육 발달(Balanced Muscle Development)은 효율적인 움직임과 적절한 관절 역학을 가능하게 한다. 지속적인 정신적 집중(Concentration)은 신체의 완전한 발달에 요구된다. 정확하고, 정의된, 구체적인, 의도적 움직임이라는 의미의 정밀(Precision)은 정확한 신체 상태를 위해 필요하다. 각 운동을 몇 번만 반복하는 것으로도 충분하며, 각 반복 동작은 각 동작에 필요한 근육과 필요한 노력만으로, 가장 높은 조절(Control)을 통해 수행할 수 있다. 호흡(Breathing)은 자연스러운 움직임과 리듬(Rhythm)을 촉진시키며, 근육의 활동이 더 높은 수준이 될 수 있도록 자극한다. 필라테스 운동의 수행은 항상 전신을 사용하는 것과는 구분된다.

목표와 혜택

"조절학의 주요한 결과 중 하나는 마음이 당신의 신체에 대해 완전히 조절할 수 있도록 숙달시키는 것이다"(p.19).

지도 원리와 동작 원리는 장기적인 목표 달성을 촉진시킨다. 혜택은 측정 가능하며, 지각될 수 있다:

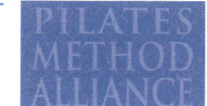

- 협응
- 강도
- 기동성
- 효율적인 움직임
- 유려한 움직임
- 적절한 자세
- 심적 및 정신적 원기 회복
- 자아-인식
- 자신감
- 자연스런 동물의 움직임 회복
- 마음, 몸, 정신의 통합
- 안녕감
- 향상된 삶의 질

필라테스 H. 조셉 Return To Life Through Contrology,
국제필라테스연맹

필라테스 장비 유지 체크리스트

일반 장비 체크리스트
- 제조사에서 제공하는 모든 경고 및 사용자 매뉴얼을 철저하게 읽고 이해한다
- 장비의 완전성을 해치지 않기 위해 장비를 변경, 개조하지 않는다
- 마모되거나, 고장나거나, 손상이 있는 경우 장비를 사용하지 않는다
- 움직이는 모든 장비 틈새에서 신체, 머리카락, 옷이 걸리지 않게 주의한다
- 아이들은 장비 근처에 가지 않게 한다
- 장비를 매일 사용한다면, 월 2회 유지관리를 실시한다
- 스프링 고장으로 인한 심각한 부상의 가능성 때문에, 주기적인 스프링 검사는 매우 중요하다
- 매일 또는 필요하다면 매번 사용 후 모든 장비를 닦는다
- 주 1회 철저하게 세척한다

리포머
- 스프링이 마모되었는지 확인한다
- 풋바 패드를 확인하고 풋바가 조여졌는지 확인한다
- 헤드레스트가 안전한지 확인한다
- 스트랩/로프가 마모되었는지, 안전한지 확인한다
- 모든 스트랩, 후크, 부착 부위를 확인한다
- 트랙, 레일에 이물질이 없는지 확인한다
- 휠이 마모되었는지 확인한다
- 모든 볼트가 안전하게 조여졌는지 확인하고 필요하다면 다시 조인다

트래페즈 테이블
- 안전 사슬/스트랩을 확인한다

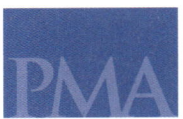

- 레그 스트랩을 확인한다
- 주 2회마다 레그 스트랩을 세척한다
- 기둥의 모든 볼트가 조여졌는지 확인한다
- 모든 스프링 후크와 부착 부위를 확인한다
- 스프링을 확인한다

래더 배럴
- 배럴의 바디가 안정적으로 고정되는지 확인한다

매직 서클
- 가장자리가 날카롭지 않은지 확인한다
- 서클링에 크랙이 있어 부러질 위험이 없는지 확인한다

페드-O-풀
- 모든 볼트가 안전한지 확인한다

하이백 체어와 운다 체어
- 스프링과 부착 부위를 확인한다
- 풋 플레이트의 경첩과 풋 플레이트 부착 부위를 확인한다
- 하이체어의 경우, 모든 부착 부위를 확인한다

02 해부학 및 동작 과학

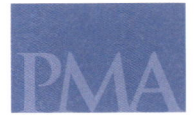 국제공인필라테스지도자 합격공식

해부학 및 동작 과학

평가를 위한 해부학

필라테스 지도자들은 과학적 지식에 근거한 운동을 지도하기 위해서 해부학과 동작 과학에 대한 지식을 알고 있어야 한다. 또한 이를 바탕으로 다양한 신체의 자세 및 동작의 문제를 개선하기 위한 노력을 해야 한다.

본 장에서는 관련 분야의 전문가들과 의사소통하는 데 필요한 언어를 포함하여, 해부학 및 동작 과학의 적절한 범위를 요약한다.

아래 내용은 초급 수준의 해부학 가이드이며, 완전한 해부학 참고 자료를 대표하려는 것은 아니다. 안전하고 적합한 필라테스 지도에 필요한 기초적인 기능 해부학(즉, 주요 근육 기능)을 요약한다.

뼈

생리학과 골구조 – 뼈는 사람의 골격을 이루는, 가장 단단한 조직으로 다량의 뼈바탕질을 가지고 있다. 뼈바탕질은 교원섬유를 포함하는 유기질 성분이 전체의 35%를 차지하고 칼슘 등의 무기질 성분은 45%, 수분 20%로 구성된다.

장골 – 너비보다 길이가 더 길며, 쇄골, 상완골, 요골, 척골, 대퇴골, 경골, 비골, 손바닥뼈, 지골이 포함된다.

단골 – 너비가 길이와 같으며, 손목과 발목에서 발견되고, 정육면체 모양이다.

편평골 – 늑골, 복장뼈, 견갑골, 두 개관의 뼈가 포함된다.

불규칙형골 – 두개골, 척추, 골반뼈와 같이 혼합된 모양의 뼈가 포함된다.

종자골 – 특정 힘줄에 포함되며, 힘줄의 마찰이나 압력을 줄이고, 따라서 과도하게 마모되지 않게 보호하는 역할을 한다. 슬개골도 대퇴사두근의 종자골이라고 할 수 있다.

관절 유형

가동 관절 – 윤활/가동 관절로도 알려진 유형. 운동성이 있다.

비가동 관절 – 섬유성 결합조직 또는 연골을 통해 결합되는 유형

윤활 관절 – 뼈 사이에 체액으로 채워진 공동을 포함하고 있는 자유롭게 움직일 수 있는 유형

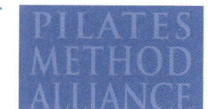

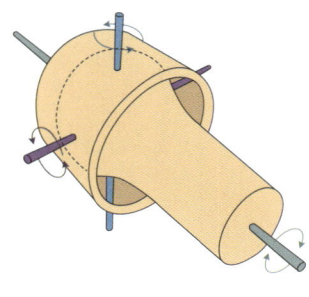 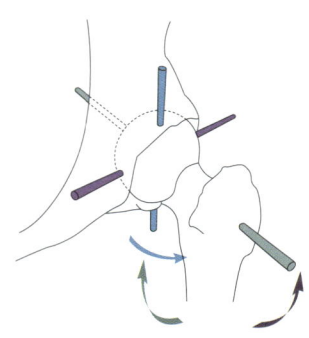

구상 관절 – 한쪽의 둥근 뼈의 공 모양의 표면이, 다른 쪽 뼈의 오목한 곳에 들어맞는 유형.
- 모든 방향으로 가동 가능
- 어깨 또는 고관절

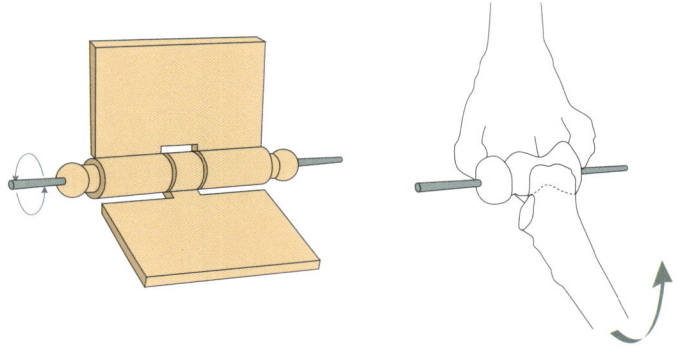

경첩 관절 – 볼록한 한 표면이 오목한 표면과 만나는 유형
- 1면 가동(굴곡/신전)
- 팔꿈치 또는 무릎

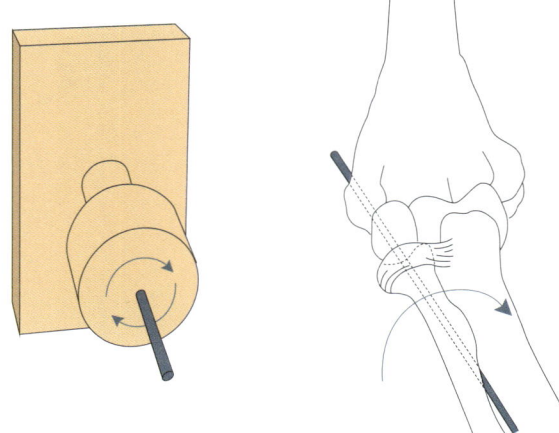

중쇠 관절 – 한 뼈가 다른 뼈의 링 구조에 들어맞는 돌기가 포함되는 유형
- 회전 가동
- 환추와 축추가 만나는 지점

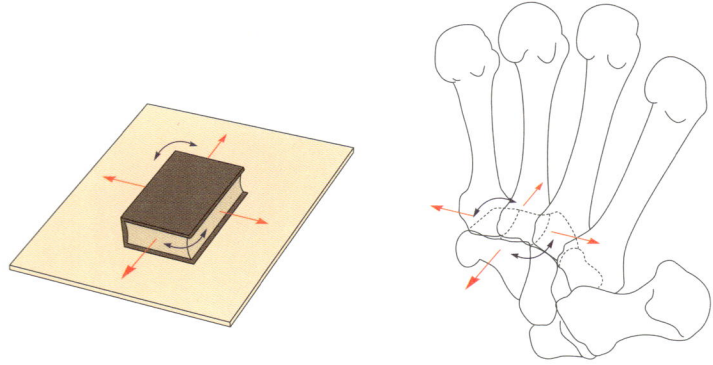

활주/평면 관절 – 양 표면이 본질적으로 평평할 때 일어나는 유형
- 제한된 가동
- 늑골/척추 또는 견갑골/쇄골

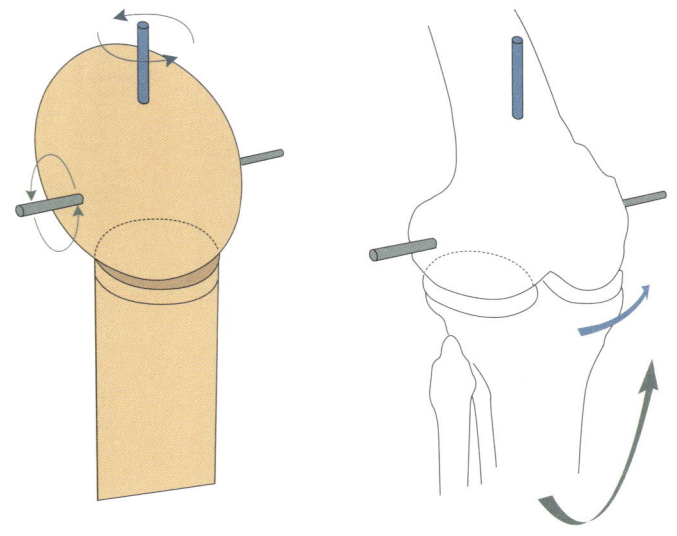

융기 관절 – 한 쪽의 타원형의 돌기가 다른 쪽의 타원형 공동에 들어맞는 유형.
- 2면 가동(굴곡/신전, 내전/외전)
- 손목이나 환추/후두부

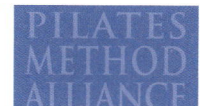

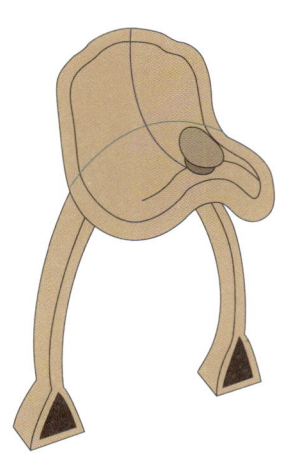
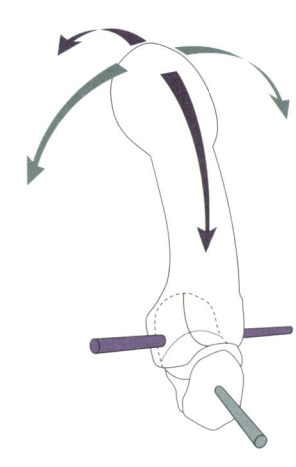

안장 관절 – 두 표면이 안장 모양인 유형.
- 2면 가동
- 엄지 관절

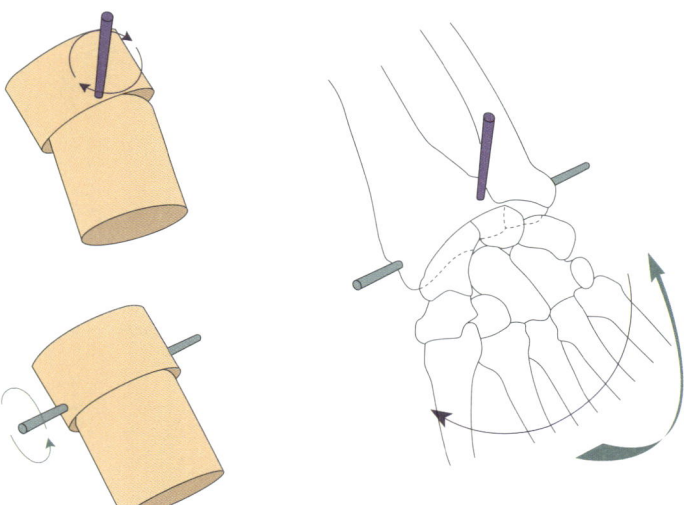

타원 관절 – 한쪽의 타원형 뼈의 공 모양의 표면이, 다른 쪽 뼈의 오목한 곳에 들어맞는 유형.
- 노손목관절

골운동학과 관절운동학

골운동학 – 관절에서의 뼈의 전체적인 움직임 (굴곡, 외전, 회전 등)

관절운동학 – 관절 표면 사이의 작은 동작(관절 표면의 신연, 압박, 활주, 활강, 롤링, 스피닝)

구성 동작 – 적극적 동작에 수반되지만, 자발적이지는 않음(즉, 견갑골의 상향 회전, 어깨 굴곡 시 일어나는 쇄골 회전, 발목 동작에서 일어나는 비골 회전)

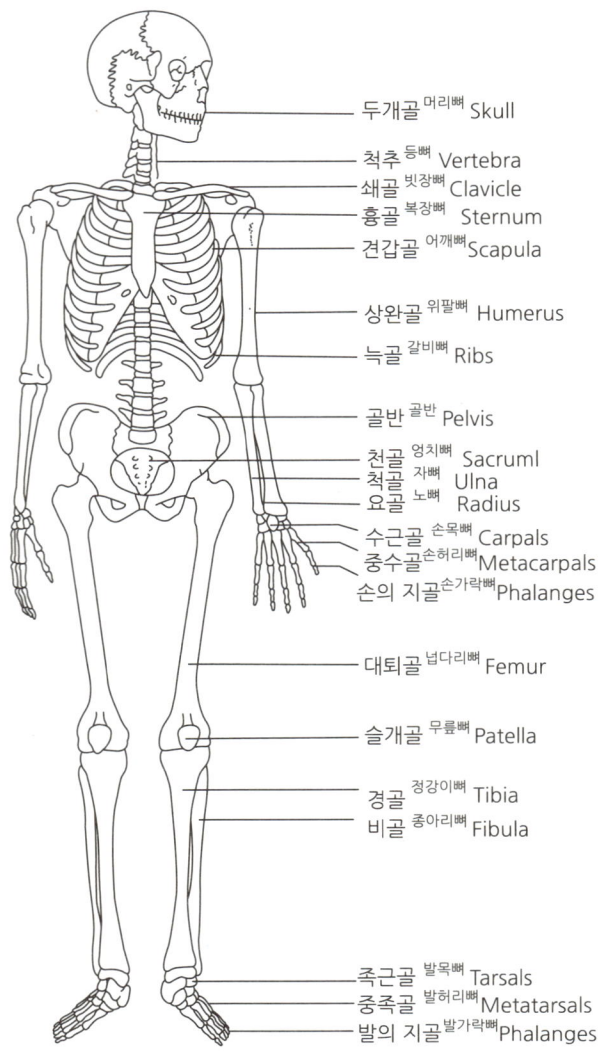

중축 골격

<mark>척주</mark> – 디스크와 연골로 분리되는 일련의 뼈(24개의 척추, 천골, 미골)

<mark>척추체</mark> – 평평한 상부와 하부 표면이 척추 디스크와 연결되는 원통형의 뼈

<mark>경추</mark> – 머리와 흉곽 사이(C1부터 C7까지)에 위치함. C1은 환추라고 불리며, 두개골과 C2 사이의 마디 또는 스페이서(spacer) 역할을 한다. C2는 축추라고 불리며, 상부 경추의 안정성을 높이는 치아돌기(dens)라 불리는 수직 돌출부가 있다.

<mark>흉추</mark> – 흉곽에 위치함. 흉추는 경추보다 더 크며, 굴곡되는 경향이 있고, 늑골과 관절로 이어져 있다.

<mark>요추</mark> – 흉곽과 골반 사이(L1부터 L5)에 위치함. 요추는 척추체 중 가장 크며, 신전되는 경향이 있고, 상체의 체중을 지탱한다.

<mark>천골</mark> – 척추 바닥의 삼각형의 뼈이다. 태아의 천골은 다섯 개의 분리된 뼈로, 태어나기 전에 결합된다. 천골은 요추를 지탱할 수 있는 뼈곶(promontory, 갑)을 제공한다.

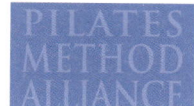

- **미추** – 천골의 아래쪽에 위치하며, 몇 개의 작은 결합 뼈로 구성된다. 미추는 꼬리뼈로도 알려져 있다.
- **골반** – 척추와 복부의 내용물을 지탱하는 뼈의 고리이다. 천골, 장골, 좌골, 치골, 미추로 구성된다.
- **흉골** – 늑골의 앞부분과 맞닿아 있고 심장과 폐의 앞에서 연결되는, 길고 평평한 뼈이다. 세 부분으로 구성된다: 복장뼈자루, 흉골, 칼돌기. 흉골은 또한 "복장뼈"로도 알려져 있다.
- **흉곽** – 흉골부터 흉추까지 연결하는 흉강을 둘러싼 12개의 굽은 뼈 집합으로 구성된다. 늑골 11과 12는 떠 있으며, 흉골에 붙지 않는다.

팔다리뼈대

- **쇄골** – 견갑골과 흉골을 연결하며, 두 개의 관절을 형성한다: 흉쇄관절과 견쇄관절. 팔 동작 시 어깨를 지탱하는 데 도움을 준다. 쇄골은 또한 빗장뼈로도 알려져 있다.
- **견갑골** – 평평한 삼각형 뼈로, 상완골을 부착하며, 후방 상부 흉곽에 위치한다.
  - 견갑하와 – 견갑골의 앞면
  - 견갑극 – 견갑골의 뒷면에서 두드러지는 모서리
  - 견봉 – 쇄골과 함께 견쇄관절을 형성한다
  - 오구돌기 – 견갑골 전방 상부로부터의 돌출부
  - 견갑관절와 – 관절와상완 관절을 형성하는 견갑골 외측면의 타원형으로 움푹 패인 곳
- **대퇴골** – 몸에서 가장 길고 가장 무거운 뼈. 매끄러운 원형의 머리 부분이 골반뼈의 관골구와 연결되어 고관절을 형성한다. 원위부 끝에는 하퇴와 연결되는 내측상과 및 외측상과가 있다.
  - 대전자 – 대퇴골 상부 끝의 상부 외측 돌출부
  - 소전자 – 대퇴골 상부 끝의 하부 내측 돌출부
- **슬개골** – 대퇴골의 두 과두 사이의 홈에 들어맞는 대퇴사두근 그룹을 부착하는 종자골 무릎뼈이다.
- **경골** – 두 개의 긴 하지뼈 중 더 큰 뼈로 내측에 위치한다. 근위부의 끝은 대퇴골과 연결되며, 원위부 끝은 거골과 연결된다. 경골의 원위부 끝의 둥글게 튀어나온 부분은 내측 복숭아뼈라고 불린다.
- **비골** – 대퇴골에는 연결되지 않지만, 경골과 외측으로 연결되어 위치한, 가늘고, 꼬아진, 긴 다리뼈이며, 원위부의 외측 발목에, 외측 복숭아뼈라고 불리는, 둥글게 튀어나온 부분을 형성한다.

발의 뼈 – 26개

- **후족부** – 거골과 종골로 구성된다.
- **중족부** – 다섯 개의 불규칙 모양의 뼈로 구성된다: 주상골, 설상골 1–3, 입방골
- **전족부** – 다섯 개의 중족골과 14개의 지골로 구성된다.

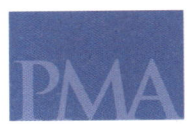

- 중족골 – 3개의 설상골 및 입방골을 지골과 연결시키는 다섯 개의 긴 뼈.
- 제골(지골) – 발끝을 형성하는 14개의 작고 긴 뼈; 두 개는 엄지발가락에, 세 개는 2-5번째 발가락에 위치

팔의 뼈

- 상완골 – 상완의 긴 뼈; 머리 부분은 어깨의 구상관절의 볼(ball) 부분이다.
- 요골 – 전완의 긴 두개의 뼈 중 하나이다. 척골의 기준으로 회전한다.
- 척골 – 팔꿈치의 주두 돌출부를 형성하는 두 개의 주요 팔뚝 뼈 중 고정된 뼈

손의 뼈 – 27개

- 손목뼈 – 다음으로 구성된 9개의 불규칙 모양의 손목뼈: 주상골, 월상골, 삼각골, 큰마름뼈, 작은마름뼈, 두상골, 유구골, 유두골
- 손허리뼈 – 손가락을 형성하는 15개의 긴 뼈 – 두 개는 엄지에, 세 개는 2-5번째 손가락에 위치.

뼈의 랜드마크(촉진점)

골반대

- ASIS – 전방 상부 장골 극의 약자로, 골반 앞쪽 장골의 돌출부
- PSIS – 후방 상부 장골 극의 약자로, 골반 뒤쪽 장골의 돌출부
- 장골릉 – 골반의 바깥쪽과 위쪽으로 이어지는 능선
- 좌골돌기 – 앉을 때 체중 부하와, 근육 부착 역할을 하는 골반 하부의 둥근 표면. 좌골돌기는 또한 "sitz bone" 혹은 "sitting bones"로도 알려져 있다.
- 치골결합 – 연골상 디스크로 연결된 골반뼈의 하부 정면 부분. 치골결합은 또한 "두덩뼈"로도 알려져 있다.

척추

- 극돌기 – 근육 부착 부위의 기능을 하는 각 척추로부터의 긴 후방 돌출부

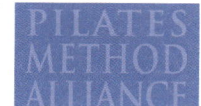

횡돌기 – 근육 부착 부위의 기능을 하는 척추체 옆쪽으로부터 돌출된 뼈의 날개 부분

천골 – 장골에 부착되는 삼각형의 뼈이며, 척추를 지탱하는 지지대의 역할을 한다.

미골 – 천골의 아래쪽 부분에 부착되는 작은 삼각형의 뼈(꼬리뼈).

대퇴골

대전자 – 대퇴골 상부 끝의 상부 외측 돌출부

소전자 – 대퇴골 상부 끝의 하부 내측 돌출부

대퇴과 – 경골과 연결되는 대퇴골 끝의, 내측 및 외측의 둥근 형태

견갑대

견봉 – 견갑골에서 쇄골과 연결되는 지점

오구돌기 – 견갑골의 전방 상부의 돌출부

관절와 – 상완골과 연결되는 견갑골의 오목한 타원형 표면

견쇄관절 – 견갑골/쇄골 부착 부위

흉쇄관절 – 흉골/쇄골 부착 부위

견갑극 – 견갑골의 후방 돌출부

견갑골 하각 – 견갑골의 하부 돌출부위

견갑골 상각 – 견갑골의 상부–내측 지점

연골

유리질 – 흉골병 및 흉골과 같은 연골결합 또는 주요 연골성 관절을 결합하는 연골 유형

섬유연골 – 척추체나 좌우 치골 결합과 같이, 판으로 섬유연골결합이 이뤄지는 유형의 연골

건활액초 – 힘줄이 인대와 지대 아래를 지나갈 때 일어나는 힘줄 근처를 싸고 있는 관상낭. 마찰을 제한하여 움직임을 촉진시킨다.

활액낭 – 마찰을 제한하여 움직임을 촉진시키는, 활막으로 둘러싸인 평평하며 액체로 가득찬 낭.

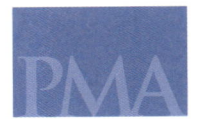
국제공인필라테스지도자 합격공식

결합조직

인대 – 두 개의 뼈를 함께 지탱하는 평행한 콜라겐 섬유로 밀집되어 있으며, 관절에 힘과 안정성을 제공한다.

힘줄 – 근육을, 뼈의 골막으로 결합되는 긴 섬유질 조직으로 신전시켜, 근육과 뼈를 연결시킨다.

근막(fascia)

천근막(superficial) – 피부와 심부 근막 사이의 느슨한 결합 조직이다.

심근막(deep) – 근육, 혈관, 신경을 둘러싸고 지탱하는 콜라겐성 섬유 조직이다. 이러한 밀도 높은 탄성의 막은 구조들을 함께 연결시키거나, 다른 표면이 서로 부드럽게 미끄러지게 하는 역할을 한다. 심근막은 종종 근육, 힘줄, 섬유막의 기시(origin)와 정지(insertion) 역할을 한다.

근육(Muscles)

근기능 용어

주동근 – 주어진 동작을 생성하는 근육

길항근 – 반대 동작을 생성하는 근육

협력근 – 함께 협력하여 같은 동작을 생성하는 근육

근육 수축 용어

등장성 – 지속적인 힘을 발생시키며, 근육길이에 변화가 생긴다.

단축성 – 긴장을 발생시키고, 저항에 대항하여 수축할 때 근육이 전반적으로 짧아진다.

신장성 – 긴장을 발생시키고 저항에 대항하여 조절하기 위해 수축하면서, 근육이 전반적으로 길어진다.

등척성 – 근육의 길이 변화 없이 증가된 힘을 발생시킨다.

근육 위치 용어

기시 – 근육 부착 부위. 종종 두 부위 중 더 크고 더 가까운 부위

정지 – 근육 부착 부위. 종종 두 부위 중 더 작고 더 먼 부위

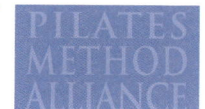

호흡근

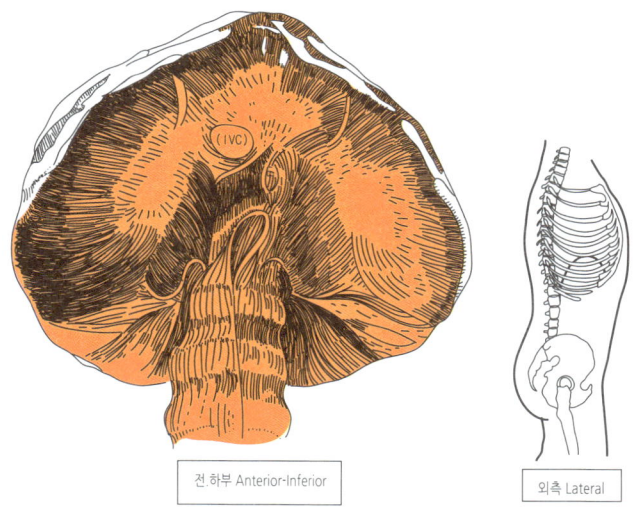

횡격막 – 횡격막은 호흡의 주요 근육이다. 횡격막은 중심건에서 시작되며, 늑골 하부와 요추 상부 안쪽으로 부착된다. 횡격막이 수축하면, 아래로 당겨져 흉강에 진공이 형성되어, 폐로 공기를 끌어들인다. 횡격막이 이완하면, 초기의 돔 형태로 올라오며, 공기는 수동적으로 배출된다.

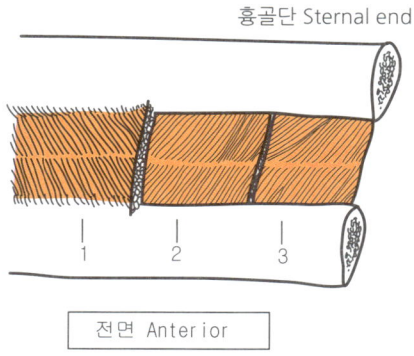

늑간근 – (외늑간근1, 내늑간근2, 최내늑간근3) – 들숨은 흉곽을 확장시키고, 날숨은 흉곽을 수축시키는 역할을 하며, 늑골 사이에서 발견된다.

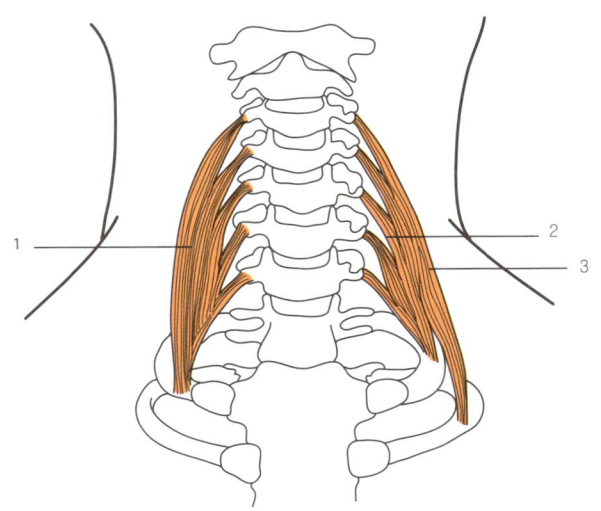

사각근 – (전, 중, 후) – 2-5번 척추의 횡돌기에서 시작되며, 늑골 1, 2번의 상부 표면이 원위부이다. 전, 중 사각근은 펌프 핸들(pump handle) 시, 흉골과 1, 2번 늑골을 들어올려, 흉곽 상부의 위쪽/바깥쪽 동작을 야기한다. 후사각근은 2번 늑골을 들어올린다. 세 사각근 모두 경추를 동측 옆으로 구부리는 작용을 할 수 있다.

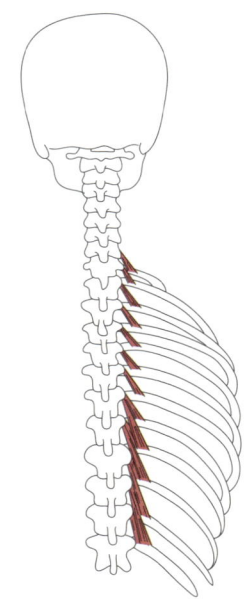

늑골거근 – (상후거근1, 하후거근2)C7-T11의 횡돌기에서 시작되어, 12개의 모든 늑골 아래에 양쪽으로, 인접한 늑골에 비스듬하게 외하방으로 이어진다. 늑골을 끌어올리는 데 도움을 준다.

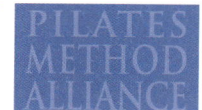

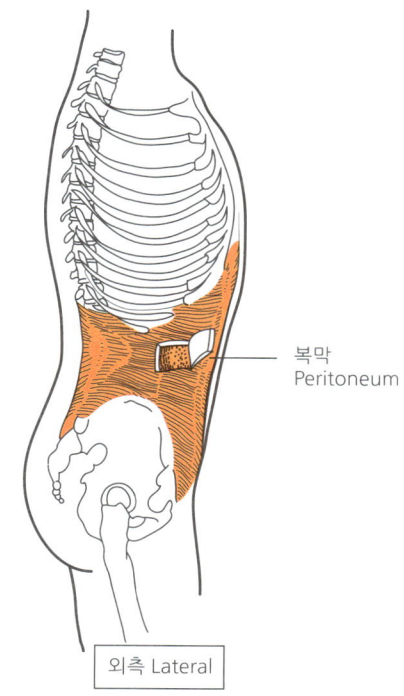

복막
Peritoneum

외측 Lateral

복횡근 – 장골릉, 서혜인대(샅고랑인대)의 외측 절반, 흉요근막, 늑골 6-12번의 늑연골에서 시작되어, 백선, 검상돌기, 치골결합의 건막으로 부착된다. 복근의 네 개 층 중에서 가장 깊은 곳에 위치하며, 복부 내부를 압박하는 작용을 하여, 강제 날숨에 도움을 주며, 복부내 압력을 조절하며, 동작을 예상하여 척추와 골반을 안정화시킨다.

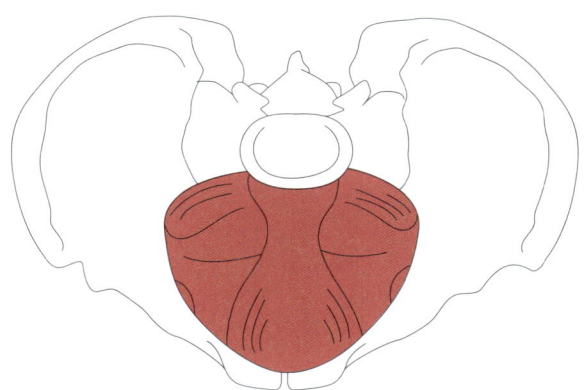

골반저근 – 치골, 장골, 좌골, 미골의 안쪽 표면에 부착되어, 골반 하부 영역에 걸쳐있다. 결합조직과 미골근 및 항문거근군(치미골근, 치골직장근, 장미골근)으로 구성된 슬링(sling)과 유사한 가로막이다. 골반 장기를 지탱하는 역할을 하며, 요도 및 항문괄약근을 통해 (배변의) 자제를 유지하며, 복부내 압력 조절에 기여한다.

몸통 근육

몸통 후방

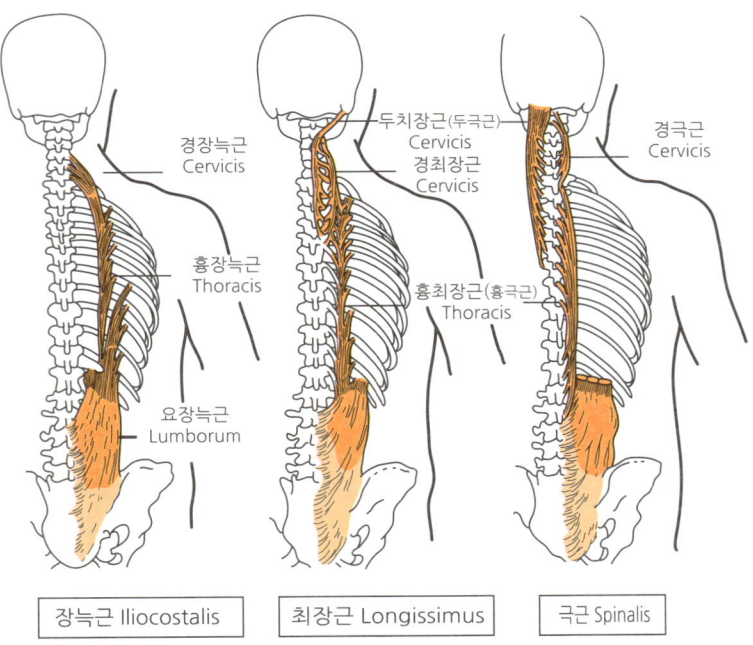

| 장늑근 Iliocostalis | 최장근 Longissimus | 극근 Spinalis |

척추 기립근 – (장늑근 – 외측, 최장근 – 중간, 극근 – 내측) 천골 후부, 장골릉, 늑골, 요추, 흉추, 경추의 횡돌기 및 극돌기에서 시작되어, 극돌기 옆의 홈에서 발견되는 근육과 힘줄의 다발이며, 늑골, 횡돌기와 극돌기, 외후두융기, 유양돌기 안으로 부착된다. 이 근군은 척추 신전, 측굴, 회전을 만들어낼 수 있다.

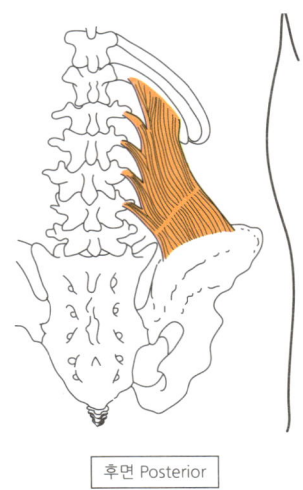

후면 Posterior

요방형근 – 12번 늑골의 근위 하부 경계에서 시작되어, 1-4번 요추 횡돌기로 붙는다. 요추 신전과 측굴, 골반 거상, 강제로 호흡을 뱉는 동안 12번 늑골의 안정화 역할을 한다.

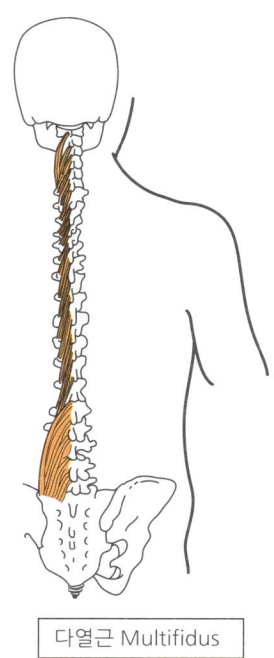

다열근 Multifidus

다열근 – 천골 후방, 후상장골극, 요추 유두돌기, 흉추 횡돌기, 경추 관절돌기에서 시작되어, 위의 모든 척추의 극돌기로 붙는다(C1-2 제외). 척추 신전, 측굴, 반측 회전을 만들어낸다.

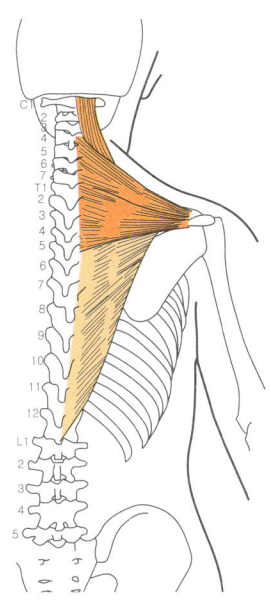

승모근 – 내측 상부 목덜미(상항선), 외후두융기, 항인대, C7-T12의 극돌기에서 시작되어, 견봉, 견갑극, 외측 쇄골에 붙는다. 상부 섬유는 경추 신전, 견갑골 거상, 상방회전을 만들어낸다. 중앙 섬유는 견갑골 후인을 만들어낸다. 하부 섬유는 견갑골 하강을 만들어내며, 상방회전을 돕는다.

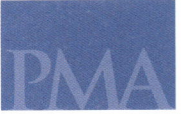

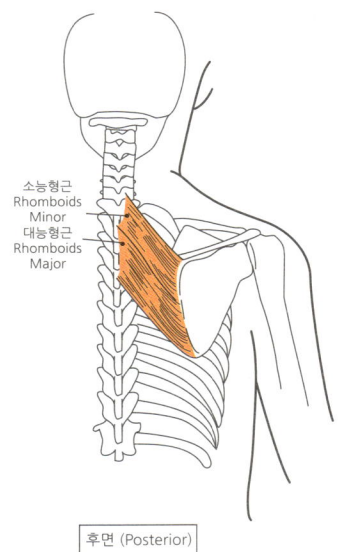

후면 (Posterior)

대능형근 – T2-T5 극돌기에서 시작되어, 견갑극 아래 견갑골의 내측 경계에 붙는다. 견갑골 후인, 거상, 하향 회전을 만들어낸다.

소능형근 – C7-T1 극돌기에서 시작되어, 견갑극 상부 견갑골의 내측 경계에 붙는다. 견갑골 후인, 거상, 하향 회전을 만들어낸다.

몸통 전방

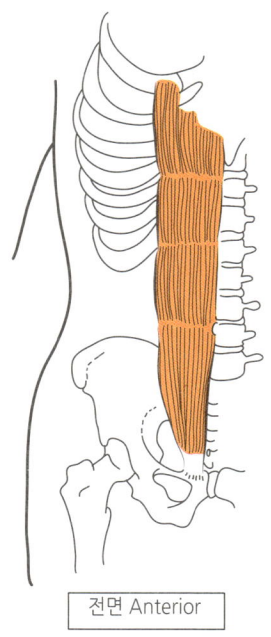

전면 Anterior

복직근 – 치골능과 치골결합에서 시작되어, 검상돌기와 5-7번 늑골의 연골에 붙는다. 척추 굴곡과 복부 내부 압력을 만드는 역할을 한다.

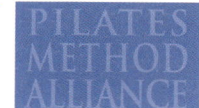

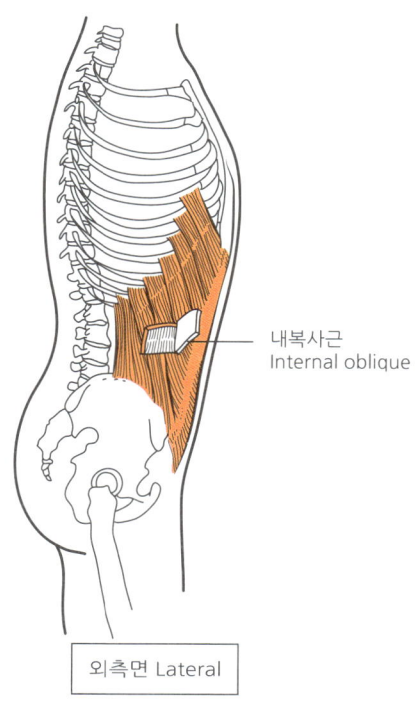

외측면 Lateral

외복사근 – 5-12번 늑골의 외표면에서 시작되어, 전방 장골릉과 백선의 복부 건막에 붙는다. 척추 굴곡, 동측 측굴, 대측 회전, 복부 내용물 압박 역할을 한다.

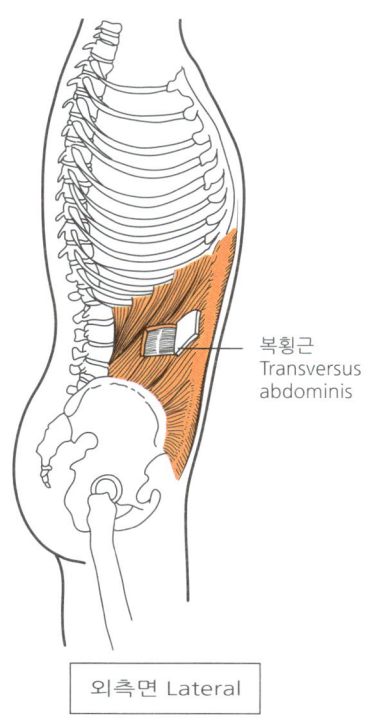

외측면 Lateral

내복사근 – 장골릉, 서혜인대의 외측 절반, 흉요근막에서 시작되어, 8-12번 갈비연골과, 백선의 복부 건막에 붙는다. 척추 굴곡, 동측 측굴, 대측 회전, 복부 내용물 압박 역할을 한다.

복횡근 – 호흡근 부분을 참고한다.

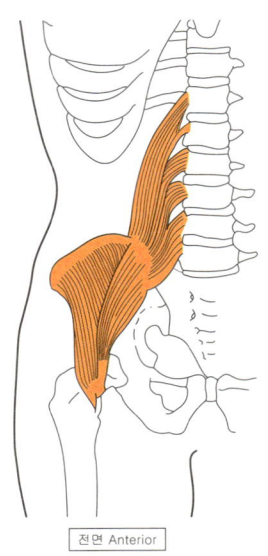

전면 Anterior

대요근 – 횡돌기, 요추체, T12의 외측체, T12-L5의 매개 디스크와 섬유연골에서 시작되어, 대퇴골의 소전자와 장골로 삽입된다. 하지의 열린 사슬 시, 요근이 구부러지며, 대퇴근을 외측으로 회전시킨다. 편측 수축은 척추의 동측성 측굴을 만들어낸다.

주석: 골반과 척추 자세에 따라, 대요근은 요추의 굴곡 또는 신전 역할을 할 수 있다. 척추 또는 골반이 후방으로 기울어져 굴곡되면, 요근은 척추 굴곡근이 된다. 척추가 신전 또는 중립이거나, 골반이 전방으로 기울어지면, 요근은 척추 신전근이 된다. 신전 자세에서는, 다른 심부 복근의 도움 없이, 요근이 추간판과 후관절에서 압박 및 전단력을 만들어낼 수 있다.

장골근 – 장골와에서 시작되어, 대요근과 결합되어, 대퇴골의 소전자로 삽입된다. 고관절 굴곡을 만들어낸다. 닫힌 사슬 동작 시 장골은 골반이나 몸통을 굴곡시킨다.

목 근육

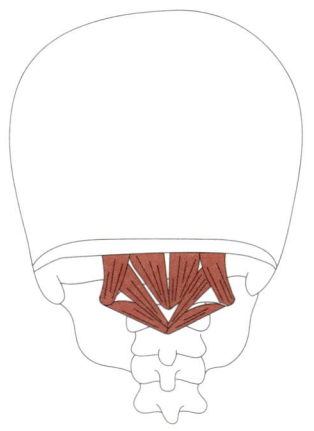

대후두직근 – C2 극돌기에서 시작되어, 하부 목덜미(하항선)의 후두골 외측 부분에서 삽입된다. 양측으로, 척추 신전을 만들어내며, 편측으로는, 동측성 회전을 만들어낸다.

소후두직근 – C1 후방결절에서 시작되어, 하부 목덜미(하항선)의 후두골 내측 부분에서 삽입된다. 결합조직으로서, 척수 경막에 연결시키는 역할을 하며, 경막의 보호에 도움을 준다. 고유수용성감각과 균형을 높이는 데 기여하는 척추 근방추가 풍부하다. 경추 신전을 만들어낸다.

상두사근 – C1 횡돌기에서 시작되어 후두 상부와 하항선 사이에서 삽입된다. 양측으로, 경추 신전을 만들어내며, 편측으로는 동측성 측굴을 만들어낸다.

하두사근 – C1 횡돌기에서 시작되어, 후두 상부와 하항선 사이에서 삽입된다. 양측으로, 경추 신전을 만들어내며, 편측으로는 동측성 측굴을 만들어낸다.

후두하근 – C2 극돌기에서 시작되어, C1 횡돌기에서 삽입된다. C1-C2의 동측성 회전을 만들어낸다.

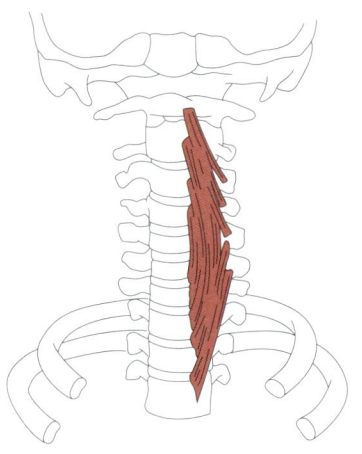

경장근 – 경추 척추체에서 전방으로 위치한 3부위로 된 심부 근육이다. T1-T3와 C3-7 횡돌기의 전방체에서 시작되어, C1 전궁(arch)과 C2-4 척추체에서 삽입된다. 경추 굴곡을 만들어내며, 경추 회전에 도움을 준다.

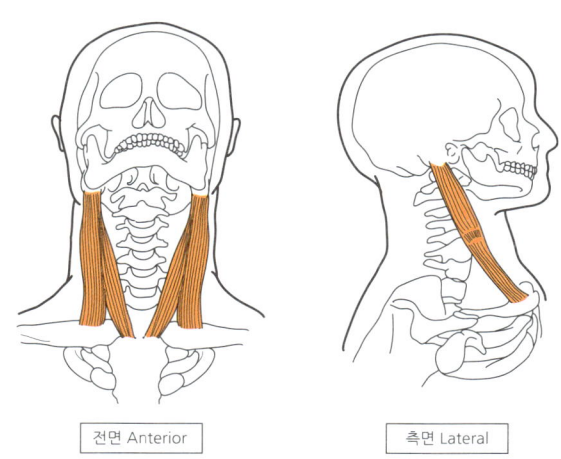

전면 Anterior · 측면 Lateral

흉쇄유돌근 – 흉골병과 쇄골에서 시작되어 유양돌기에서 삽입된다. 편측으로 측굴과 반측 경추 회전을 만들어낸다. 양측으로는 경추 굴곡과 흉골 거상 역할을 하며 강제 날숨에 도움을 준다.

어깨 근육

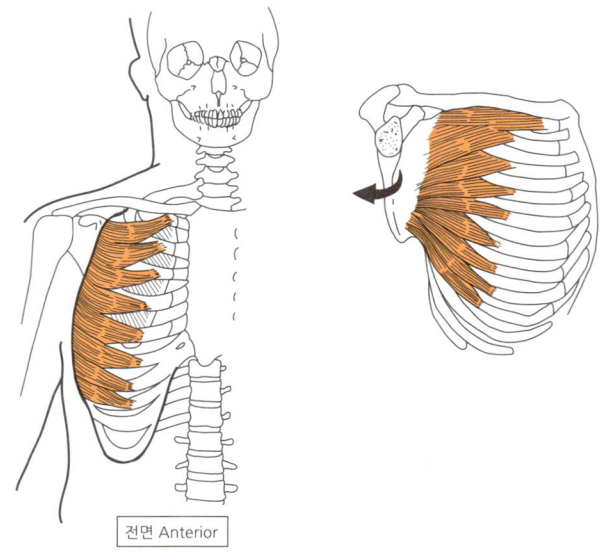

전거근 – 1-8번 늑골(때로 9번도 포함)에서 시작되어, 견갑골의 내측 경계의 전방 표면을 따라 부착된다. 견갑골을 안정화시키고, 견갑골 전인 역할을 하며, 상방 회전에 도움을 준다.

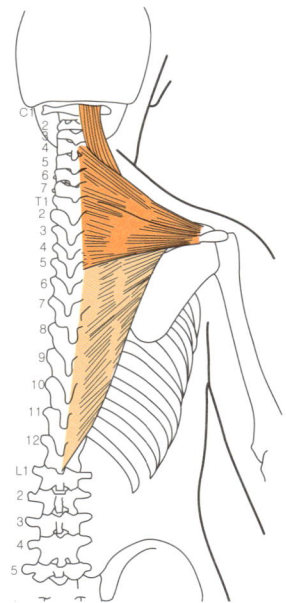

승모근 – 외후두융기, 항인대, C7-T12의 극돌기에서 시작되어, 쇄골의 외측 1/3, 견봉, 견갑극에서 삽입된다. 견갑골을 거상, 내전, 하강, 상향 회전시키는 역할을 하며, 경추를 신전시킨다.

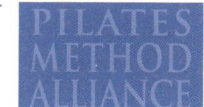

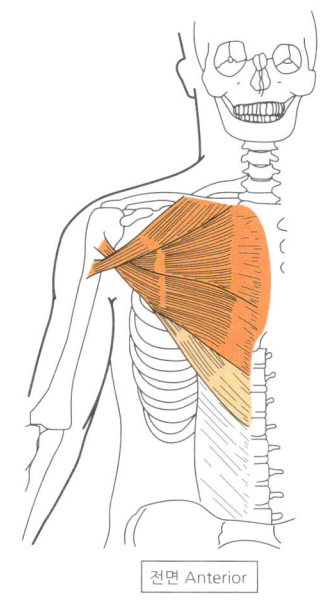

대흉근 – 쇄골, 흉골, 1-6번 늑골의 연골에서 시작되어, 상완골 대결절 능선에서 삽입된다. 상완골의 굴곡, 내전, 내측 회전 역할을 한다.

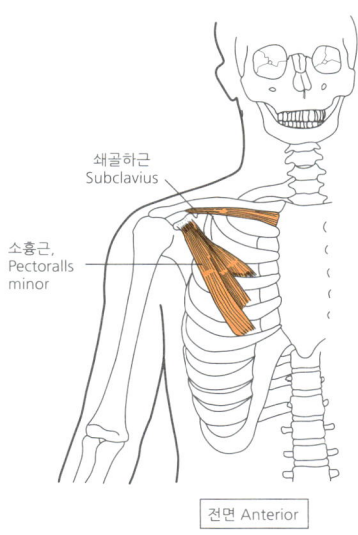

소흉근 – 갈비연골 근처의 3-5번 늑골에서 시작되어, 견갑골의 오구돌기 내측 경계와 상부 표면에서 삽입된다. 견갑골을 흉벽에 안정화시킨다.

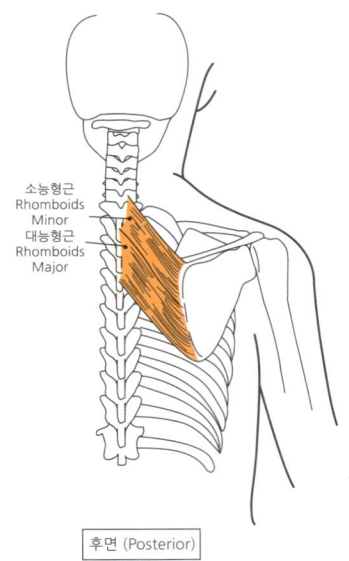

후면 (Posterior)

<mark>대능형근</mark> – 몸통 후방 근육을 참고한다.

<mark>소능형근</mark> – 몸통 후방 근육을 참고한다.

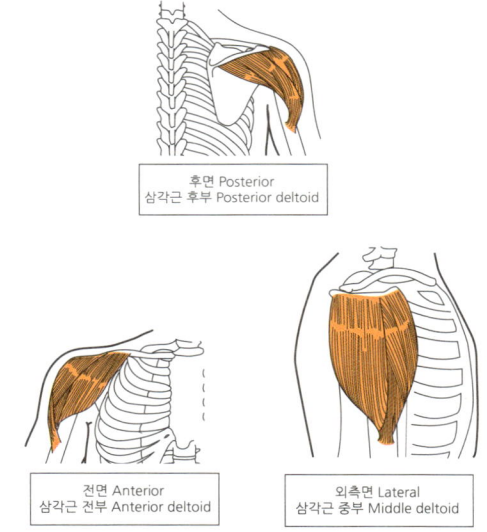

<mark>삼각근</mark> – 쇄골, 견봉, 견갑극에서 시작되어 상완골의 삼각근 조면에 부착된다. 팔의 외전, 굴곡, 신전 그리고 상완의 외회전과 내회전을 한다.

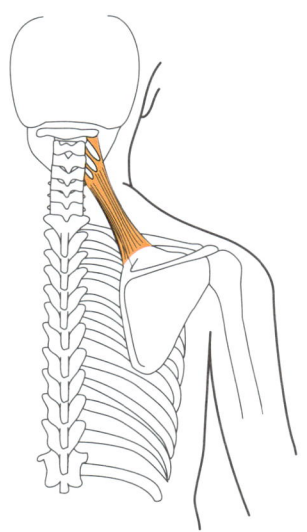

<mark>견갑거근</mark> – C1-C4의 횡돌기에서 시작되어, 견갑골의 상부 내측 경계에서 삽입된다. 견갑골을 거상시키며, 견갑골 하향 회전에 도움을 준다.

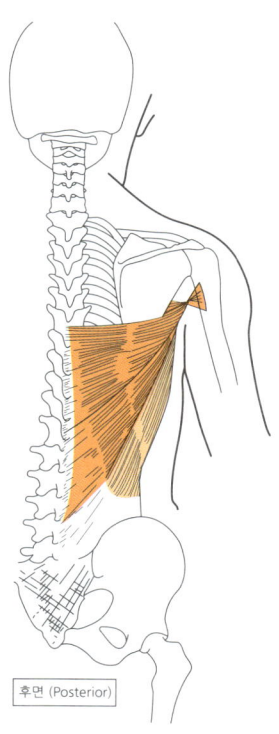

후면 (Posterior)

<mark>광배근</mark> – T7-L5 극돌기, 흉요근막, 장골릉, 견갑골 하각, 늑골 10-12에서 시작되어, 상완골의 결절사이고랑에서 삽입된다. 상완골을 신전, 내전, 내측 회전시키며, 어깨를 아래쪽으로 끌어당긴다.

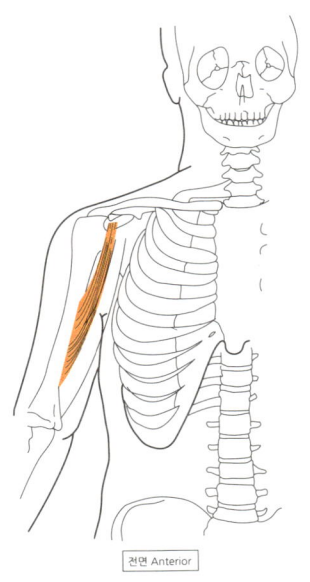

전면 Anterior

오훼완근 – 오구돌기 끝부분에서 시작되어, 상완골 내측 표면의 3/1 중앙 부위로 삽입된다. 상완골을 굴곡 및 내전시킨다.

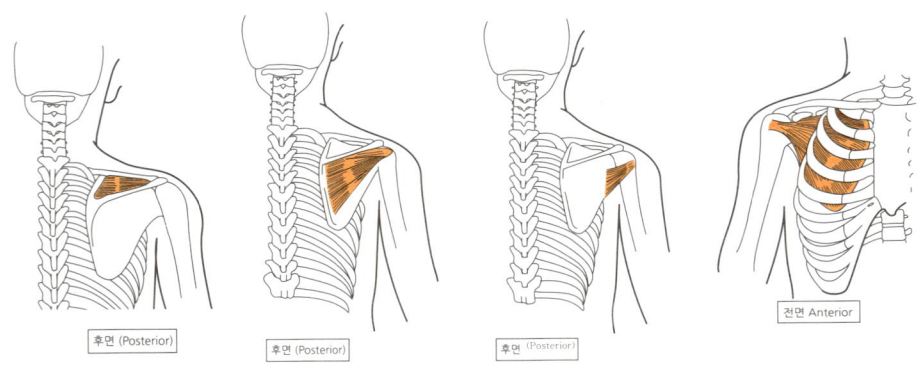

회전근개 – 네 가지 근육으로 구성된다: 극상근, 극하근, 소원근, 견갑하근 (각 근육의 앞글자를 따서 'SITS'라 한다). 근육들이 결합하여 상완골두를 관절와 쪽으로 끌어당겨, 동작을 하는 동안 어깨 관절의 일치성과 안정성을 높인다.

- 극상근 – 극상와에서 시작되어, 상완골 대결절에서 삽입된다. 상완골을 외측으로 외전시킨다.
- 극하근 – 극돌기하와에서 시작되어 상완골 대결절에서 삽입된다. 상완골을 외회전시킨다.
- 소원근 – 견갑골의 외측 경계에서 시작되어 상완골 대결절에서 삽입된다. 상완골을 외회전 및 내전을 보조한다.
- 견갑하근 – 견갑하와에서 시작되어 상완골의 소결절에서 삽입된다. 상완골을 내회전시킨다.

팔근육

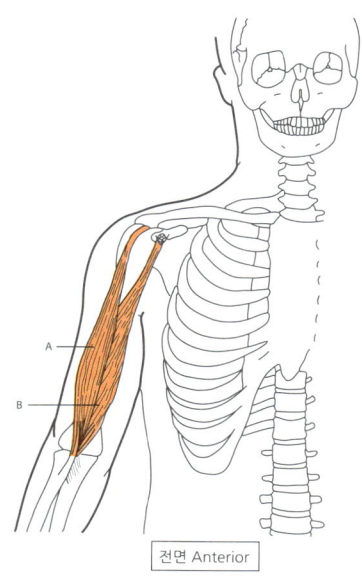

전면 Anterior

상완이두근 – 단두(B)는 오구돌기에서 시작되며, 장두(A)는 상완관절상결절에서 시작된다. 두 부위 모두 전완의 요골 조면과 상완이두근 건막에서 삽입된다. 팔꿈치를 굴곡시키며, 전완을 회외시킨다.

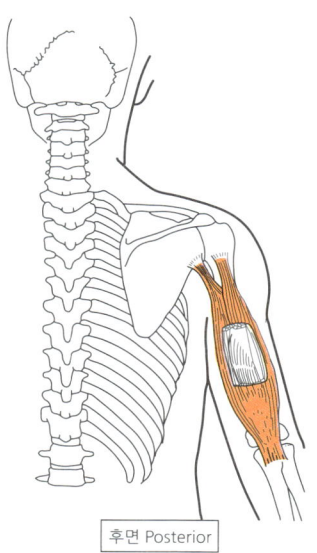

후면 Posterior

상완삼두근 – 장두는 상완관절하결절에서 시작되며, 외측 및 내측 두부는 요골의 홈에서 시작된다. 두 부위 모두 주두돌기로 부착된다. 팔꿈치를 신전시키며, 장두는 어깨 신전에 도움을 준다.

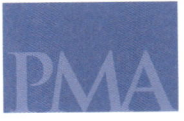

국제공인필라테스지도자 합격공식

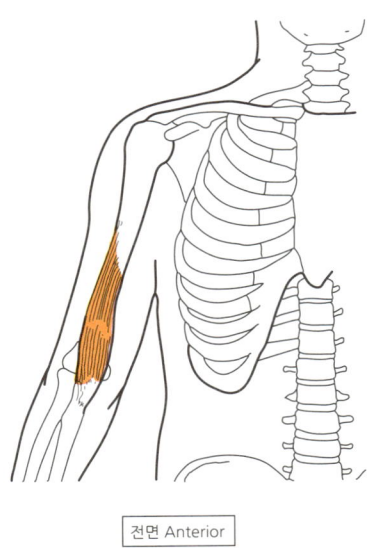

전면 Anterior

상완근 – 상완골의 전방 표면에서 시작되어 오구돌기와 척골의 결절에서 부착된다. 팔꿈치를 굴곡시킨다.

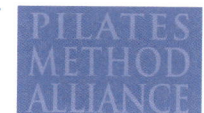

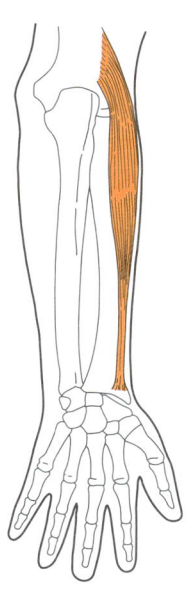

<mark>상완요골근</mark> – 상완골의 외측 관절융기위 능선에서 시작되어, 원위 요골 경상돌기에서 부착된다. 팔꿈치를 굴곡시킨다.

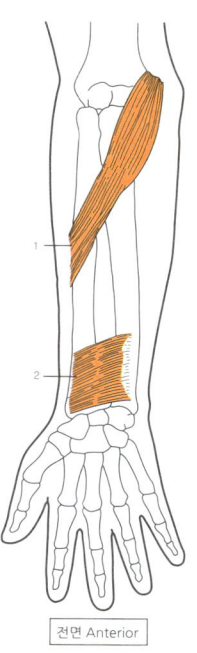

전면 Anterior

<mark>원회내근</mark> – 상완골의 내상과와 척골의 오구돌기에서 시작되어, 요골의 내외측 표면에서 부착된다. 전완을 회내시키며, 팔꿈치를 굴곡시킨다.

<mark>방형회내근</mark> – 척골의 내측 전방 표면에서 시작되어 요골의 외측 전방 표면으로 부착된다. 전완을 회내시킨다.

손근육

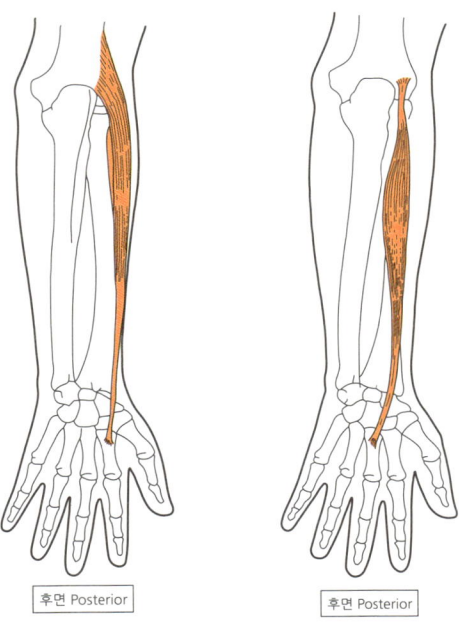

요측수근신근 – 장요측은 상완골의 외측 관절융기위 능선에서 시작되어, 2번 중수골에 부착된다. 단요측은 상완골의 내측 관절구에서 시작되어, 3번 중수골에 삽입된다. 장요측과 단요측 모두 손목 신전과 외전 역할을 한다.

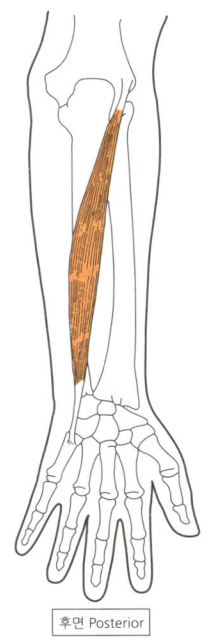

척측수근신근 – 일반적인 신전근건과 척골에서 시작되어, 5번 중수골에 부착된다. 손목 신전 및 내전 역할을 한다.

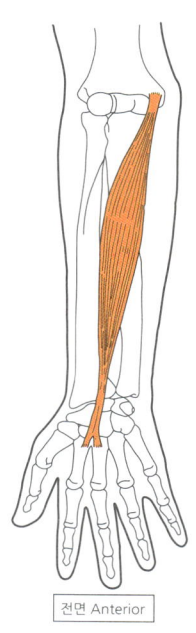

요측수근굴근 – 상완골의 내측 상과(일반적인 굴근건)에서 시작되어 2번과 3번 중수골에 부착된다. 손목을 굴곡 및 외전시킨다.

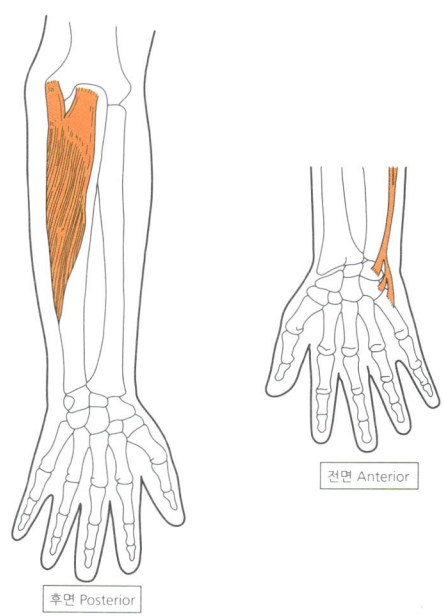

척측수근굴근 – 상완골 내측 상과에서 시작되어 5번 중수골에 부착된다. 손목을 굴곡 및 내전시킨다.

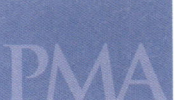

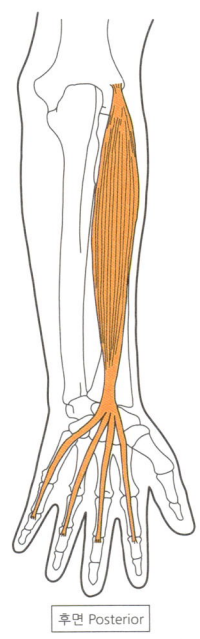

지신근 – 상완골의 외측 상과(일반적인 신전근건)에서 시작되어, 2-5번 손가락의 중앙 및 원위 지골의 신전근 확장 부위에서 부착된다. 손목과 손가락을 신전시킨다.

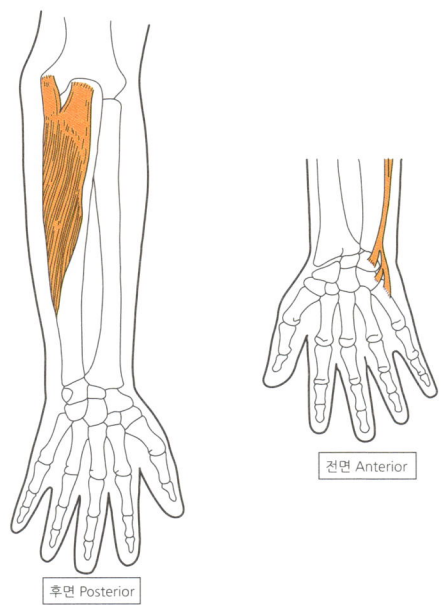

지굴근 – 심지굴근은 척골의 상위 3/4 부위와 전완의 심부 근막에서 시작되어, 손의 원위 지골의 바닥에서 부착된다. 손과 지골간 관절(손가락)을 굴곡시킨다. 천지굴근은 근위 척골 및 요골뿐 아니라 상완골의 내과에서 시작되어, 네 손가락의 전방 중앙 지골에서 부착된다. 지골간 관절(손가락)을 굴곡시킨다.

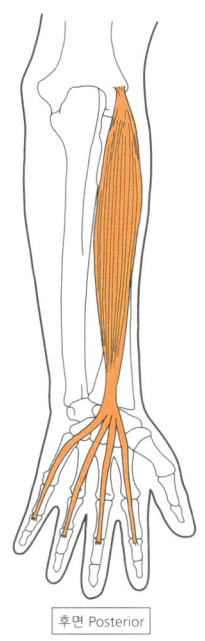

후면 Posterior

지신근 – 상완골의 외측 상과(일반적인 신전근건)에서 시작되어, 2-5번 손가락의 중앙 및 원위 지골의 신전근 확장 부위에서 부착된다. 손목과 손가락을 신전시킨다.

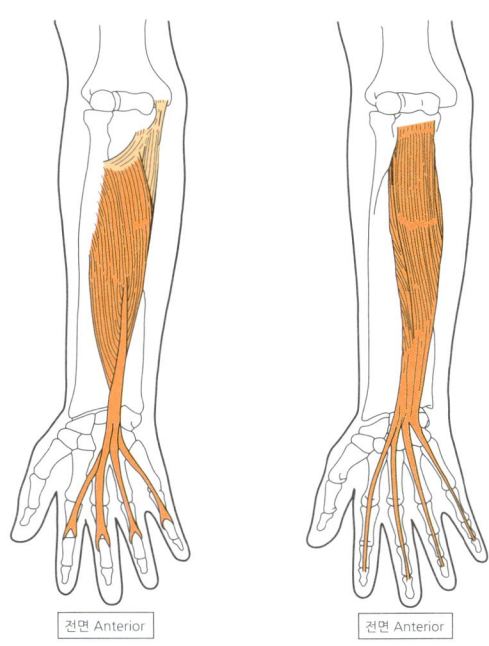

전면 Anterior   전면 Anterior

지굴근 – 심지굴근은 척골의 상위 3/4 부위와 전완의 심부 근막에서 시작되어, 손의 원위 지골의 바닥에서 부착된다. 손과 지골간 관절(손가락)을 굴곡시킨다. 천지굴근은 근위 척골 및 요골뿐 아니라 상완골의 내과에서 시작되어, 네 손가락의 전방 중앙 지골에서 부착된다. 지골간 관절(손가락)을 굴곡시킨다.

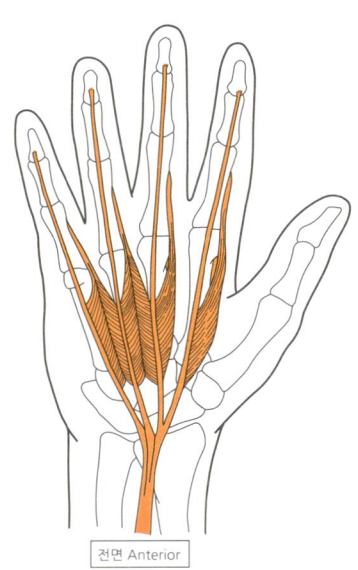

충양근 – 심지신근에서 시작되어, 신전근 확장 부위에서 부착된다(뼈에는 부착되지 않는다). 중수지절(MCP) 관절을 굴곡시키며, 지골간 관절(손가락)을 신전시킨다.

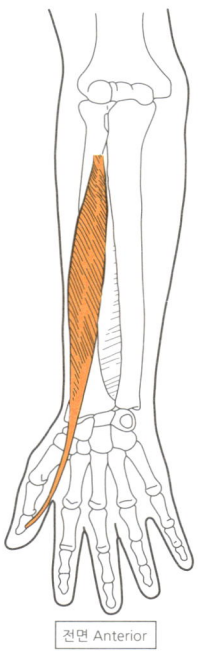

장무지굴근 – 요골과 골간막의 중앙 절반 부위에서 시작되어, 엄지의 끝마디뼈에 부착된다. 1번 손가락뼈(엄지)를 굴곡시킨다.

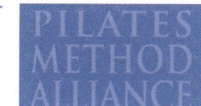

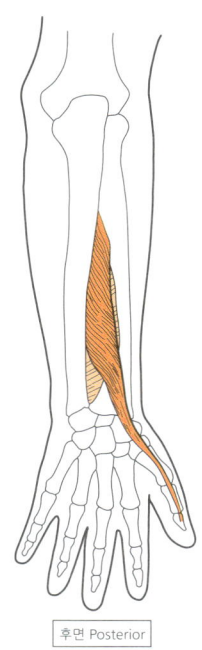

후면 Posterior

장무지외전근 – 척골, 요골, 뼈사이막에서 시작되어, 1번 중수골에 부착된다. 1번 손가락뼈(엄지)를 외전 및 신전시킨다.

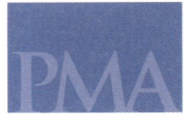

고관절 근육

고관절 전방

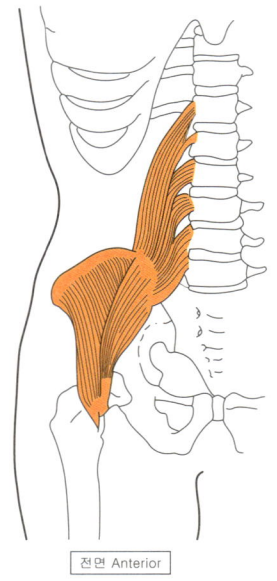

대요근 – 몸통 전방 근육 항목을 참고한다.

장골근 – 몸통 전방 근육 항목을 참고한다.

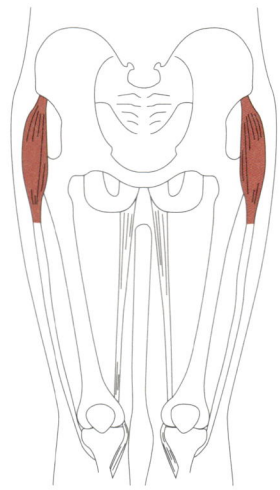

대퇴근막장근 – 전방 장골릉에서 시작되어 장경인대에 부착되어 허벅지의 외전, 굴곡, 내회전을 만들어낸다. 대퇴근막장근은 장경인대를 긴장시켜 골반을 안정화시키고, 특히 반대편 발을 들어올릴 때, 무릎을 보호하는 기능을 한다.

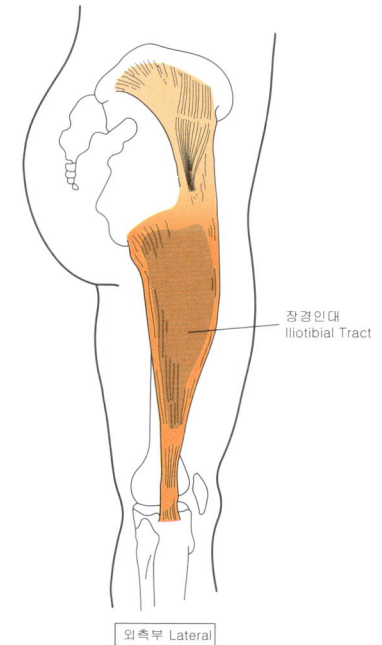

장경인대 – 장골릉의 외측순에서 시작되어 경골의 외측과 비골두에 부착된다. 대둔근과 대퇴근막장근을 부착시키는 역할을 한다. 고관절을 신전, 외전, 외회전시키며, 무릎을 안정화시키는 역할을 한다.

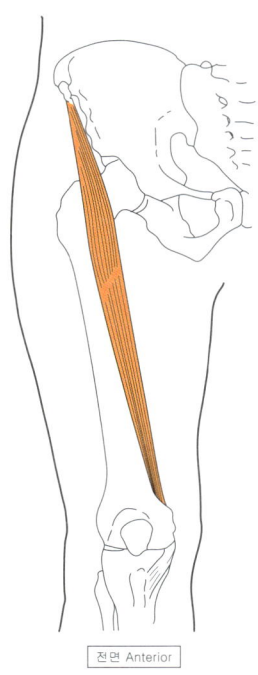

봉공근 – 전상장골극에서 시작되어 상내방 경골로 부착된다. 대퇴골 굴곡, 외회전, 외전 및 무릎 굴곡을 만들어낸다.

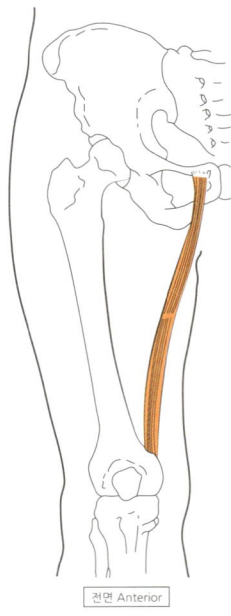

전면 Anterior

박근 – 치골결합 하연과 좌골가지에서 시작되어 경골조면 안쪽면에 부착된다. 대퇴골 내전과 무릎의 굴곡을 만들어낸다.

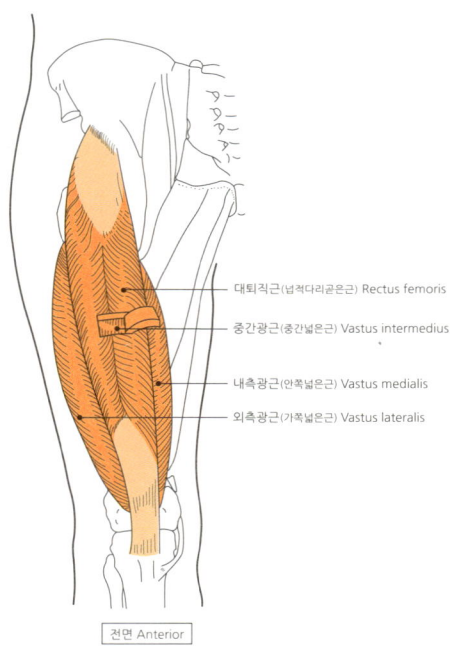

대퇴직근(넙적다리곧은근) Rectus femoris
중간광근(중간넓은근) Vastus intermedius
내측광근(안쪽넓은근) Vastus medialis
외측광근(가쪽넓은근) Vastus lateralis

전면 Anterior

대퇴직근(1) – 네 개의 대퇴사두근 중 하나이다. 전하장골극과 관골구 바로 위에서 시작되어 슬개골에 부착된다. 고관절을 굴곡시키고 무릎을 신전시키는 역할을 한다.

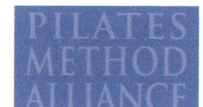

고관절 후방

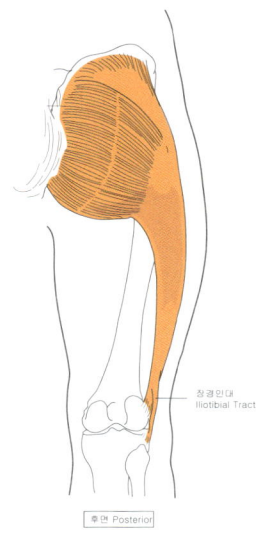

<mark>대둔근</mark> – 장골 외부 표면, 천골, 천결절인대, 흉요근막에서 시작되어, 대퇴골의 장경인대와 둔근조면에 부착된다. 고관절을 외회전 및 신전시키는 기능을 한다. 장경인대를 긴장시켜 무릎을 안정화시킨다.

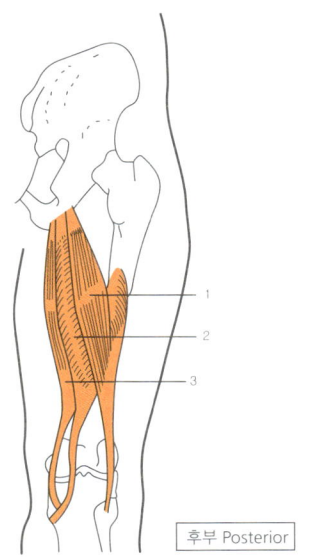

<mark>대퇴이두근 장두(1)</mark> – 좌골 후방에서 시작되어 경골 외측과와 비골두에 부착된다. 고관절 신전, 무릎 굴곡, 무릎 굴곡 시의 경골 외회전을 만들어낸다.

<mark>대퇴이두근 단두(1)</mark> – 좌골 후방에서 시작되어, 경골 외측과와 비골두에 대퇴이두근 장두와 함께 부착된다. 무릎 굴곡과 무릎 굴곡 시의 경골 외회전을 만들어낸다.

<mark>반막양근(3)</mark> – 좌골에서 시작되어 경골 후내측과에 부착된다. 고관절 신전, 무릎 굴곡, 무릎 굴곡 시의 경골 내회전을 만들어낸다.

<mark>반건양근(2)</mark> – 좌골에서 시작되어 경골조면 근위 내측에 위치한 거위발건에서 삽입된다. 고관절 신전, 무릎 굴곡, 무릎 굴곡 시의 경골의 내측 회전을 만들어낸다.

고관절 외회전근

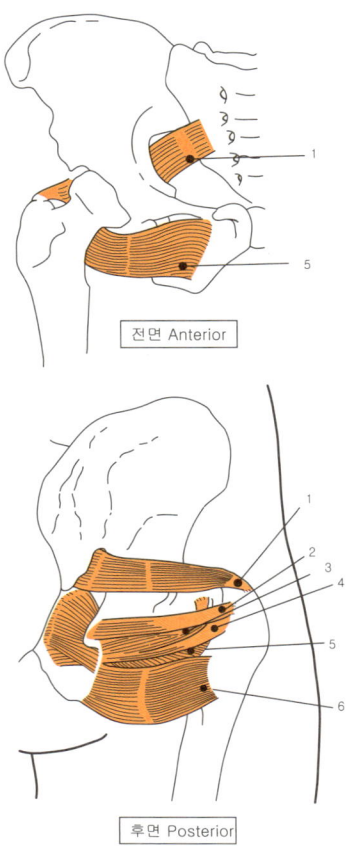

<mark>이상근(1)</mark> – 천골 외측의 전방 표면에서 시작되어 대퇴골의 대전자의 상부 내측 표면에 부착된다. 고관절을 외회전시키며, 고관절 굴곡 시 고관절을 수평외전시킨다.

<mark>내폐쇄근(3)</mark> – 폐쇄막의 내부 골반 표면과 폐쇄공의 골연(bony margin)에서 시작되어 대전자의 내측 경계에서 부착된다. 고관절을 외회전시킨다.

<mark>외폐쇄근(5)</mark> – 외부 폐쇄막, 치골 가장자리, 좌골에서 시작되어 대전자의 내측 표면의 전절소와에 부착된다. 고관절을 외회전시킨다.

<mark>하쌍자근(4)</mark> – 좌골의 상부에서 시작되어 대전자의 내측 표면에 부착된다. 고관절을 외회전시키며, 고관절 굴곡 시 고관절 외전에 도움을 준다.

<mark>상쌍자근(2)</mark> – 좌골극의 바깥쪽 표면에서 시작되어 대전자와 대퇴골의 전자 간 능선 바닥에 부착된다. 고관절을 외회전시키며 고관절 굴곡 시 고관절 외전에 도움을 준다.

<mark>대퇴방형근(6)</mark> – 좌골의 외부 경계에서 시작되어 대전자의 내측 표면에서 삽입된다. 고관절을 외회전시키며 고관절 내전에 도움을 준다.

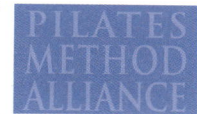

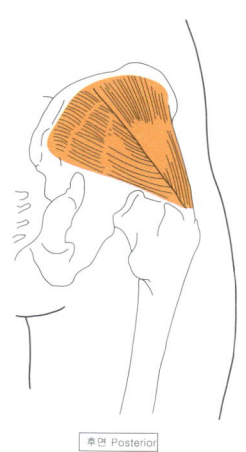

후면 Posterior

중둔근 – 장골의 외부 표면에서 시작되어, 대전자의 상외측 표면에 부착된다. 고관절 외전을 만들어 낸다. 전방 섬유는 고관절을 내회전시키며 후방 섬유는 고관절을 외회전시킨다.

고관절 내회전근

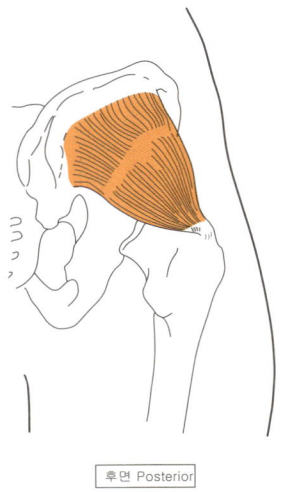

소둔근 – 장골의 외부 표면에서 시작되어 대퇴골 대전자의 전방 표면에 부착된다. 고관절 외전을 만들어내며 전방 섬유는 고관절을 내회전시킨다.

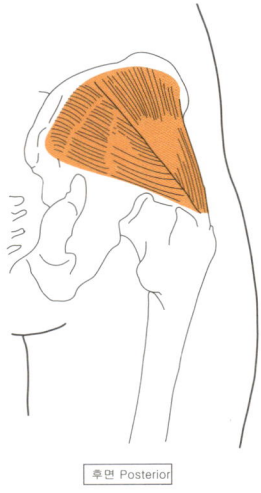

중둔근 – 장골의 외부 표면에서 시작되어 대전자의 상외측 표면에 부착된다. 고관절 외전을 만들어낸다. 전방 섬유는 고관절을 내회전시키며, 후방 섬유는 고관절을 외회전시킨다.

대퇴근막장근 – 고관절 전방 근육 항목을 참고한다.

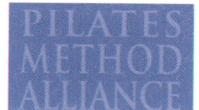

고관절 내전근

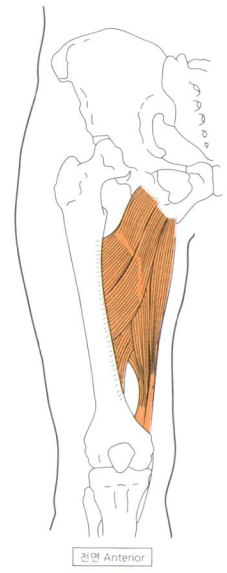

전면 Anterior

대내전근 (사선섬유) – 치골하지와 좌골지에서 시작되어 둔근조면, 대퇴골의 조선과 상과선에 부착된다. 고관절 내전과 굴곡을 만들어낸다.

대내전근 (수직섬유) – 좌골에서 시작되어 대퇴골의 내전근 결절에 부착된다. 고관절 신전을 만들어낸다.

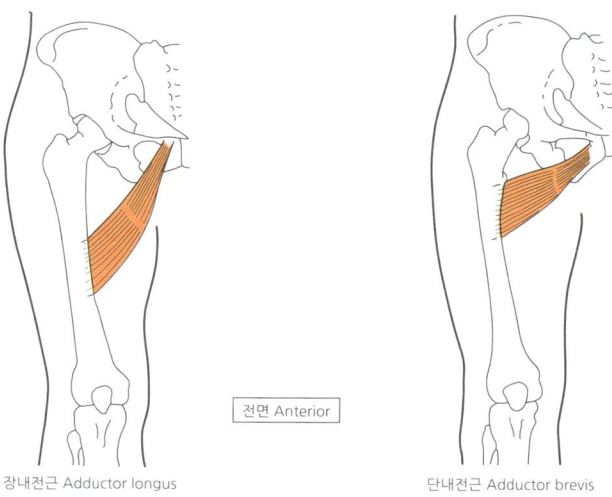

장내전근 Adductor longus   전면 Anterior   단내전근 Adductor brevis

단내전근 – 치골 하지의 외부 표면에서 시작되어 대퇴골 조선의 근위부에 부착된다. 고관절 내전과 굴곡을 만들어낸다.

장내전근 – 치골 결절 아래의 치골의 상부에서 시작되어 내측순을 따라 대퇴골의 조선의 가운데 1/3에 부착된다. 고관절 내전과 굴곡을 만들어낸다.

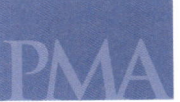

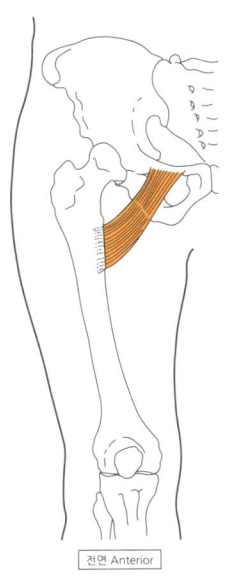

치골근 – 치골의 상지에서 시작되어 소전자 아래 대퇴골의 상부 표면에 부착된다. 고관절 내전과 굴곡을 만들어낸다.

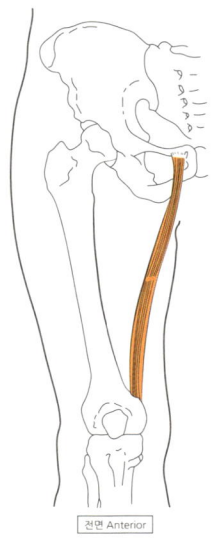

박근 – 치골결합 근처의 치골 하부 경계에서 시작되어 경골의 근위 내측 표면의 거위발건에 부착된다. 고관절 내전과 무릎 굴곡을 만들어내며, 무릎 굴곡 시 경골을 내측으로 회전시킨다.

고관절 외전근

중둔근 – 고관절 내회전근 항목을 참고한다.

소둔근 – 고관절 내회전근 항목을 참고한다.

대퇴근막장근 – 고관절 전방 항목을 참고한다.

봉공근 – 고관절 전방 항목을 참고한다.

무릎 근육

무릎 신전근

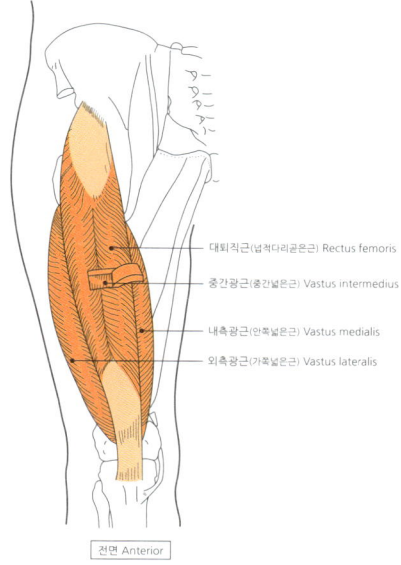

대퇴직근 – 고관절 전방 항목을 참고한다.

내측광근 – 전자간선과 대퇴골 조선의 중앙순에서 시작되며 슬개골로 부착된다. 무릎 신전을 만들어 낸다.

중간광근 – 대퇴골 간부의 전방 및 외측 표면에서 시작된다. 무릎 신전을 만들어낸다.

외측광근 – 대퇴골 조선의 외측순과 대전자에서 시작된다. 무릎 신전을 만들어낸다.

무릎 굴근

반막양근 – 고관절 후방 항목을 참고한다.

반건양근 – 고관절 후방 항목을 참고한다.

대퇴이두근 – 고관절 후방 항목을 참고한다.

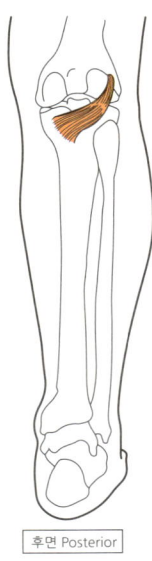

슬와근 – 대퇴골의 외측과의 외측 표면에서 시작되어 슬와부선 바로 위의 경골 근위 표면에 부착된다. 무릎 굴곡과 경골의 안쪽 회전을 만들어낸다.

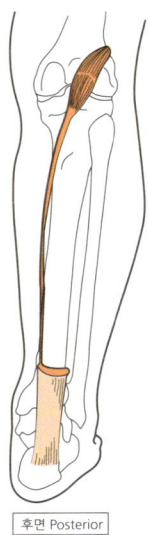

족척근 – 대퇴골의 하외측 상과융선에서 시작되어 아킬레스건(종골)과 결합하는 후방 종골결절에 부착된다. 족저 굴곡과 무릎 굴곡을 만들어낸다.

박근 – 고관절 내전근 항목을 참고한다.

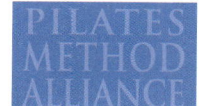

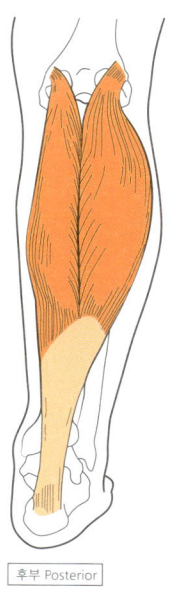

후부 Posterior

비복근 (내측 두부) – 대퇴골의 내측과(condyle)에서 시작되어, 아킬레스건(종골)과 결합되어, 후방 종골로 부착된다. 무릎 굴곡과 발 저측 굴곡을 만들어낸다.

비복근 (외측 두부) – 대퇴골 외측과에서 시작되어 아킬레스건과 결합되어 후방 종골로 부착된다. 무릎 굴곡과 발 저측 굴곡을 만들어낸다.

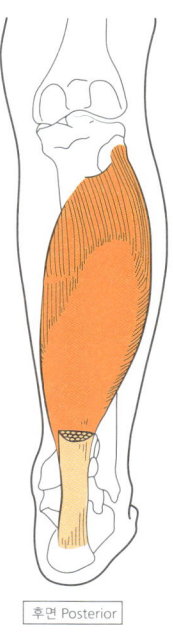

후면 Posterior

가자미근 – 경골 후방 표면의 근위 절반 부위와 경골 후방 근위 1/3 부위에서 시작되어, 아킬레스건(종골)과 결합하여 후방 종골로 부착된다. 발 저측 굴곡을 만들어낸다.

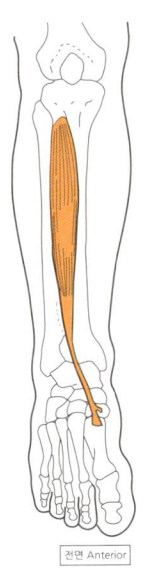

전면 Anterior

전경골근 – 경골 외측과(condyle), 경골의 전외측 표면의 상부 2/3 부위, 골간막에서 시작되어, 내측 설상골의 내측 및 저측 표면과 내측 및 저측 표면의 제 1 중족골의 바닥 부분에 부착된다. 발의 내번과 배측 굴곡을 만들어낸다.

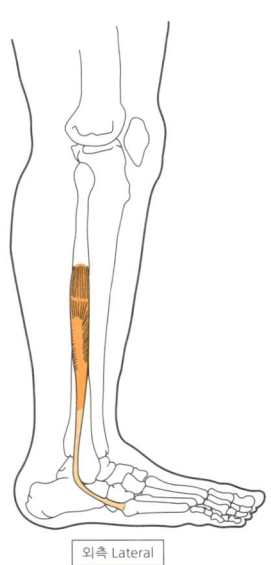

외측 Lateral

단비골근 – 외측 경골의 원위 1/3~1/2 부위에서 시작되어, 제 5 중족골 조면에 부착된다. 발의 내번과 저측 굴곡을 만들어낸다.

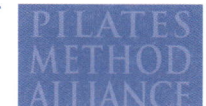

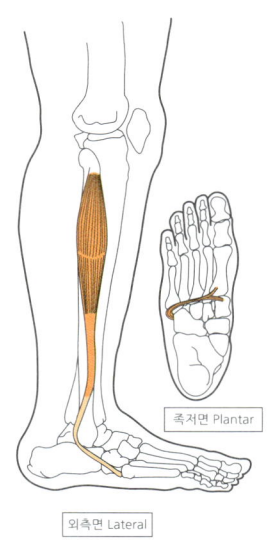

장비골근 – 외측 경골의 근위 1/2~2/3 부위와 경골 두부에서 시작되어, 발의 족저 표면을 지나가, 제 2 설상골과 제 1 중족골 바닥에 부착된다. 발의 내번과 저측 굴곡을 만들어낸다.

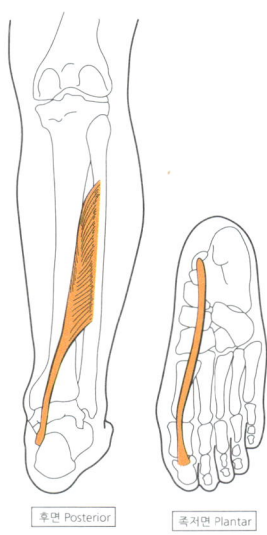

장무지굴근 – 경골의 후방 표면의 원위 2/3 부위와 골간막에서 시작되어 원위 제 1 발가락뼈의 바닥 부분에 부착된다. 발 저측 굴곡과 제 1 발가락뼈 굴곡을 만들어낸다.

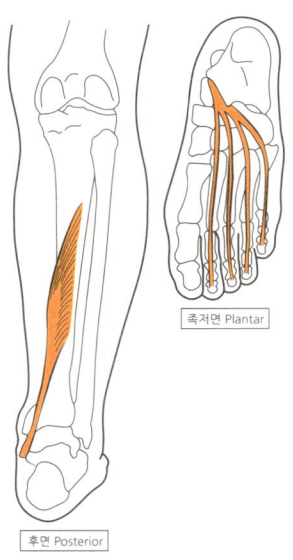

장지굴근 – 경골 중앙 후방 표면의 내측 절반에서 시작되어 원위 지골 2-5번 바닥의 족저 표면에 부착된다. 2-5 지골 굴곡과 발의 저측 굴곡을 만들어낸다.

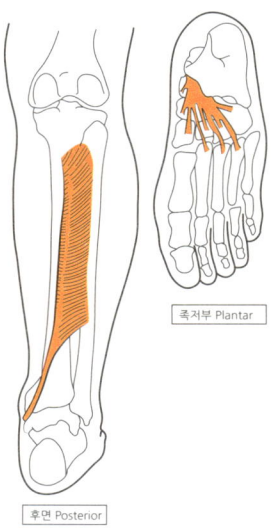

후경골근 – 경골 후방 근위의 외측 부분, 골간막, 경골 후방 근위 1/2의 내측 부분에서 시작되어, 주상조면, 설상골, 입방골, 2-4번 중족골, 종골의 재거돌기에 부착된다. 발의 내번과 저측 굴곡을 만들어낸다.

발근육

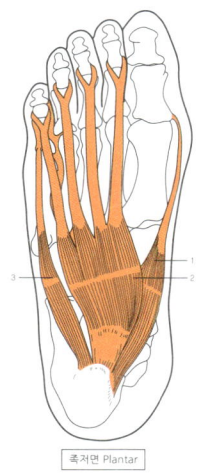
족저면 Plantar

무지외전근(1) – 종골의 내측 돌기, 굴근지대, 족저근막, 근간중격에서 시작되어, 첫번째 근위 지골에 부착된다. 첫번째 지골(엄지발가락)의 외전을 만들어낸다.

단지굴근(2) – 종골의 내측 돌기, 족저근막, 근간중격에서 시작되어, 2-5 중앙 지골에 부착된다. 2-5번 지골의 굴곡을 만들어낸다.

소지외전근(3) – 족저근막에서 시작되어 5번 지골에 부착된다. 5번 지골의 굴곡과 외전을 만들어낸다.

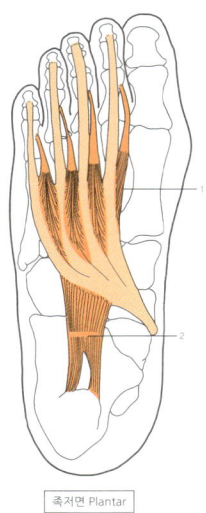
족저면 Plantar

충양근(1) – 장지굴근의 힘줄에서 시작되어 외측 4개의 지골의 신전근 확장 내측 부위에 부착된다. 외측 4개 발가락의 중족지절관절(MTP)의 굴곡과 중앙 및 원위 지골(PIP와 DIP 관절)의 신전을 만들어낸다.

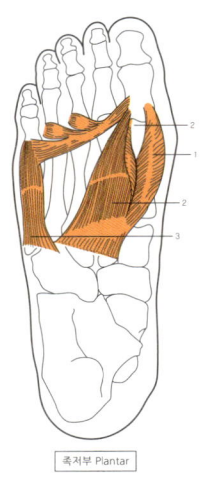

족저부 Plantar

단무지굴근(1) – 입방골의 내측 바닥 표면, 3번 설상골, 후경골근건에서 시작되어, 제 1 지골 양측으로 부착되면서 내측과 외측 부분으로 분리된다. 종자골은 각각의 힘줄 부착시 포함된다. 제 1 지골(엄지발가락) 굴곡을 만들어낸다.

무지내전근(2) (사선섬유) – 중족골 2, 3, 4번의 바닥에서 시작되어, 단무지굴근의 외측 부분과 함께, 제 1 지골 바닥의 외측으로 부착된다. 제 1 지골(엄지발가락) 내전과 굴곡을 만들어내며, 안쪽 아치(arch)를 지탱한다.

무지내전근(2) (횡단섬유) – 3, 4, 5번 발끝의 족저 중족지절 인대와, 중족골의 횡인대에서 시작되어, 제 1 지골 바닥의 외측으로 부착되어 사선섬유 힘줄과 결합된다. 제 1 지골(엄지발가락) 내전과 굴곡을 만들어내며 아치를 지탱한다.

단소지굴근(3) – 5번 중족골에서 시작되어 5번 지골에 부착된다. 5번 지골의 굴곡과 내전을 만들어낸다.

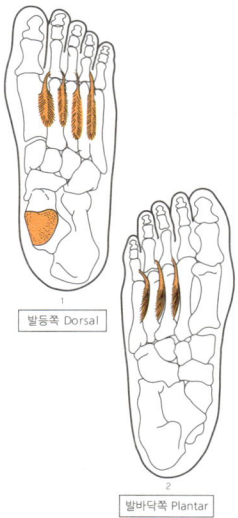

발등쪽 Dorsal

발바닥쪽 Plantar

배측골간근(1) – 두 갈래의 근육이 인접한 중족골 옆쪽 근위 절반 부위에서 시작되어 2, 3, 4번 근위 지골 바닥과, 장지신근 힘줄의 건막으로 부착된다. 3, 4번 지골 외전을 만들어낸다.

저측골간근(2) – 3, 4, 5번 중족골체의 내측과 바닥에서 시작하여, 3, 4, 5번 지골 바닥의 내측으로 부착된다. 3, 4, 5번 지골 내전과 근위 및 원위 지골 신전을 만들어낸다.

견관절 굴곡근 – Flexors of the Humerus 4

- 삼각근 Anterior deltoid
- 대흉근 쇄골두 Pectoralis major/Clavicular head
- 오훼완근 Coracobrachialis
- 상완이두근 단두 Biceps/Short head

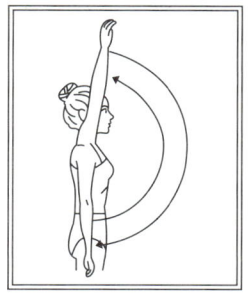

견관절 신전근 – Extensors of the Humerus 7

- 광배근 Latissimus dorsi
- 대원근 Teres major
- 삼각근 Posterior deltoid
- 극하근 Infraspinatus
- 소원근 Teres minor
- 상완삼두근 장두 Triceps/long head
- 대흉근 Pectoralis major/sternal head

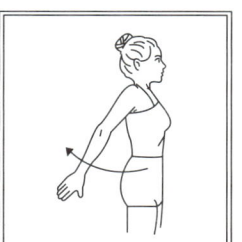

견관절 외전근 – Abductors of the Humerus 2

- 극상근 Supraspinatus
- 삼각근 Middle deltoid

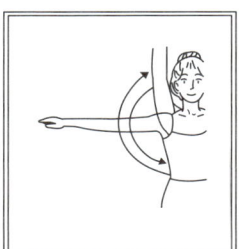

견관절 내전근 – Adductors of the Humerus 4

- 대흉근 Pectoralis major
- 오훼완근 Coracobrachialis
- 광배근 Latissimus dorsi
- 대원근 Teres major

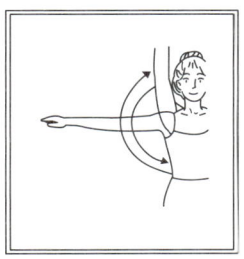

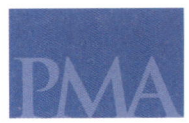

국제공인필라테스지도자 합격공식

견관절 수평내전근 – Horizontal Adductors of the Humerus 2

- 삼각근의 전부섬유 Anterior deltoid
- 대흉근 Pectoralis major

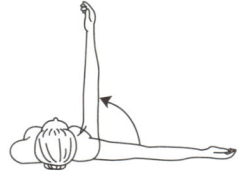

견관절 수평외전근 – Horizontal Abductors of the Humerus 1
- 삼각근의 후부섬유 Posterior deltoid

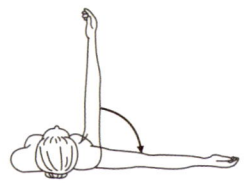

견관절 외회전근 – External Rotators of the Humerus 3

- 극하근 Infraspinatus
- 소원근 Teres minor
- 삼각근 후부섬유 Posterior deltoid

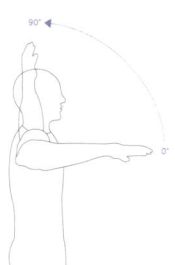

견관절 내회전근 – Internal Rotators of the Humerus 5

- 삼각근 전면섬유 Anterior deltoid
- 대흉근 Pectoralis major
- 견갑하근 Subscapularis
- 대원근 Teres major
- 광배근 Latissimus dorsi

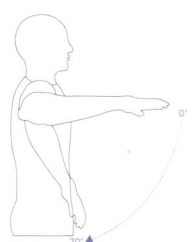

주관절 굴곡근 – Flexors of the Elbow 4

- 상완이두근 Biceps brachii
- 상완근 Brachialis – 상완요골근 Brachioradialis
- 원회내근 Pronator teres

주관절 신전근 – Extensors of the Elbow 2

- 상완삼두근 Triceps brachii
- 주근 Anconeus

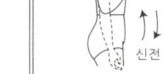

전완 회외근 – Supinators of the Forearm 2

– 상완이두근 Biceps brachii
– 회외근 Supinator

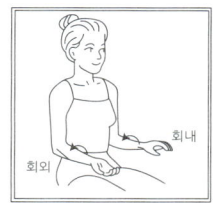

전완 회내근 – Pronators of the Forearm 2

– 원회내근 Pronator teres
– 방형회내근 Pronator quadratus

견갑골 하강근 – Depressors of the scapula 2

– 소흉근 Pectoralis minor
– 하부 승모근 Lower trapezius

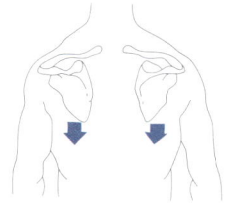

견갑골 후인근 – Retractors of the Scapula 2

– 중부 승모근 Middle trapezius
– 능형근 Rhomboid

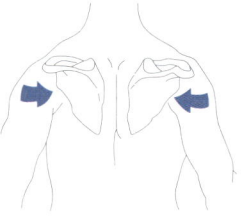

견갑골 전인근 – Protractors of the Scapula 2

– 소흉근 Pectoralis minor
– 전거근 Serratus anterior

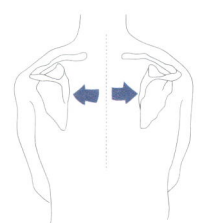

견갑골 상방 회전근 – Upward Rotators of the Scapula 4

– 상부 승모근 Upper trapezius
– 중부 승모근 Middle trapezius
– 하부 승모근 Lower trapezius
– 전거근 Serratus anterior

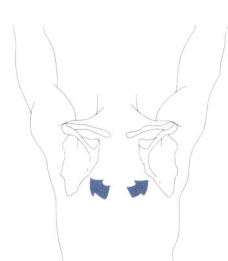

견갑골 하방 회전근 – Downward Rotators of the Scapula 3

- 소흉근 Pectoralis minor
- 전거근 Serratus anterior

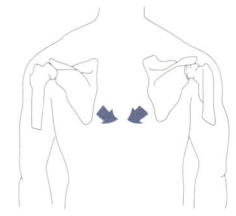

견갑골 거상근 – Elevators of the scapula 3

- 상부 승모근 Upper trapezius
- 견갑거근 Levator scapula – 능형근 Rhomboid

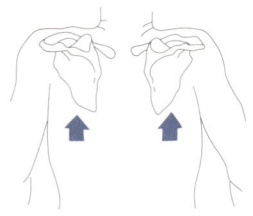

평가 요인

정적 평가

일상생활의 건강을 되찾기 위해서 운동을 하는 동안 가장 최적의 정렬을 유지하는 것이 매우 중요하다. 또한 올바른 정렬을 유지한다는 것은 각 관절과 조직에 가해지는 스트레스를 최소화 하여 부상의 가능성을 줄이고 통증을 완화하는데 큰 도움이 된다.

개개인의 "최적의 정렬"을 찾기 위해서는 정적 평가가 필요하다. "이상적인" 자세가 무엇인지를 이해함으로써, 지도자는 불균형을 쉽게 확인하고, 고객에게 가장 적합한 운동 프로그램을 설계할 수 있다.

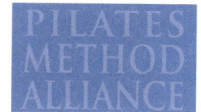

자세 패턴

자세 분석은 개개인의 근육 불균형과 관절 편위가 해부학적인 중립 및 자세의 기능이상으로 인한 것인지를 결정하기 위한 클라이언트 평가 요소이다.

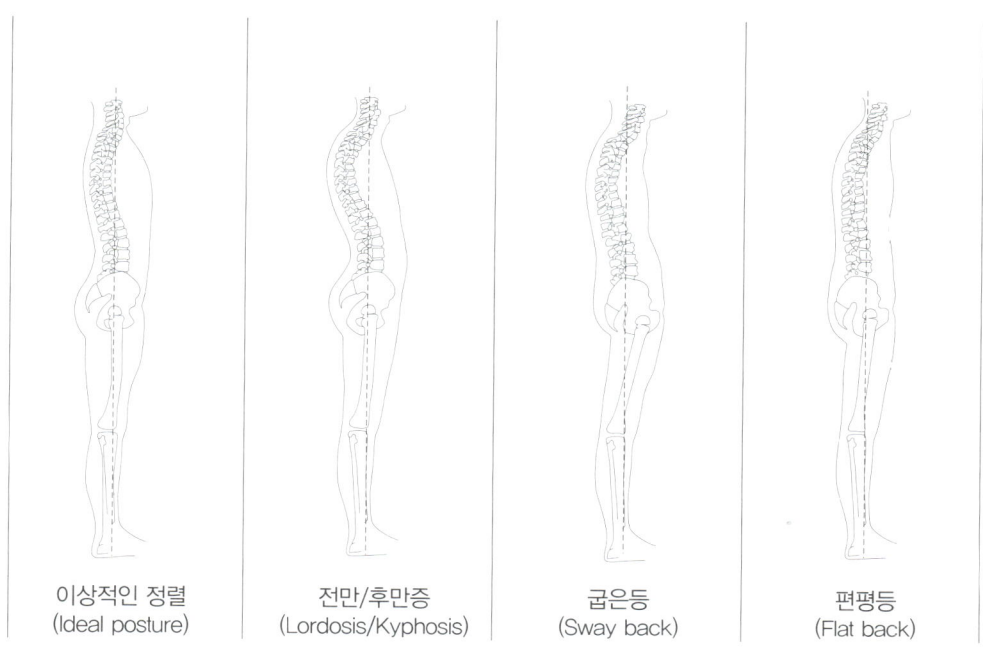

이상적인 정렬 (Ideal posture) / 전만/후만증 (Lordosis/Kyphosis) / 굽은등 (Sway back) / 편평등 (Flat back)

- **척추전만증(Lordosis)** – 경추 및 요추의 전방 만곡
- **척추후만증(Kyphosis)** – 흉추 및 천골 부위의 후방 만곡
- **편평등(Flat back)** – 요천각 감소, 요추전만 감소, 고관절 신전, 골반의 후방 경사
- **요추 과전만(Hyperlordosis)** – 골반의 전방 경사, 요추전만 증가
- **굽은등(Sway back)** – 골반의 전방 이동, 고관절 신전, 흉곽의 후방 이동, 요추전만 증가, 흉추후만 증가, 거북목.
- **척추측만증(Scoliosis)** – 척추가 외측으로 휘고, 10도 이상의 콥스 앵글(Cobb's angle) 측정으로 정의되는, 3차원 질환. 척추측만증은 척추의 회전과 측굴, 골반 불균형, 늑골 돌출, 기타 신체 비대칭을 야기할 수 있다.
  - 구조적 척추측만증: 병의 원인을 명확하게 규정하기 어려운 특발성, 비가역적, 척추 변위.
  - 기능적 척추측만증: 다리 길이 불일치, 통증 또는 근육 불균형으로 야기되는 척추의 가역적인 외측 굴곡.
  - C-곡선 척추측만증: 관상면에서 일어나는 척추의 한 외측 굴곡. 척추 회전뿐 아니라 측굴을 야기한다.
  - S-곡선 척추측만증: 관상면에서 일어나는 반대 방향으로의 척추 두 외측 굴곡. 척추 회전뿐 아니라 측굴을 야기한다.
- **외반** – 뼈나 관절의 원위 분절의 외측 축전위
- **내반** – 뼈나 관절의 원위 분절의 내측 축전위

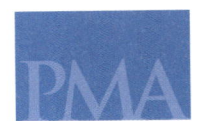

추선(plumbline) 자세 평가
이상적인 기립 자세는 다음의 핵심부위를 정렬시켜 달성한다: 귀(유양돌기), 어깨 중심, 대전자, 무릎 중앙, 외측 복사뼈 앞쪽.

옆에서 볼 때, 이러한 정렬은 직선을 나타낸다. 이상적인 자세 유지를 위해서 머리 꼭대기는 천장을 향하게 하여 머리를 똑바로 세워야 한다. 허리 건강을 위해서는 척추의 정상 만곡 유지가 중요하며, 척추의 근육, 인대, 디스크, 관절에 대한 스트레스를 최소화시켜야 한다. 적절한 정렬 상태로 지도를 받은 운동은 최적의 관절 기능, 균일한 근육 발달, 동작의 효율성의 목표를 향해 접근한다.

체중 부하
체중은 세 지점으로 분포된다: 종골, 1번 중족골, 5번 중족골

자세 정렬
후방 관점 – 종골 / 아킬레스 / 슬와 / 둔주름 / PSIS / 늑골과 상지 사이의 장골릉 공간 / 견갑골 자세 / 머리 위치

전방 관점 – 발목 / 슬개골 / ASIS / 늑골 / 쇄골 / 귓불 / 팔 길이

측방 관점 – 외과(lateral malleolus)전방 / 무릎 관절 / 대전자 / 몸통 중심선 / 어깨 / 목 / 귓불 / 손 자세

"신체 차트"는 통증, 무감각 등의 감각 및 편위를 문서화하는 데 유용하다.

동적 평가
협응 – 동작의 효과적인 시작, 진행, 단계별 움직임을 통해 적절한 근수축의 강도와 함께 이뤄지는 근육 활성화의 정확한 순서와 시기이다. 이는 원활하고, 효율적이며, 정확한 동작의 기초가 된다.

기계적인 문제들은 협력근, 주동근, 길항근 뿐 아니라, 안정화 근육이 운동감각 및 고유수용성 감각 정보를 예상하고 이에 반응하여, 협응된 동작을 만들어낼 수 있게 하는, 감각 및 운동 체계의 상호작용에 영향을 미친다.

동작의 잘못된 정렬
잘못된 정렬은 움직임의 과사용 및 과소사용 패턴을 야기하여, 불가피하게 신체 관절, 근육, 인대의 기능이상을 야기한다. 이런 식의 스트레스가 장기간 지속되면 유연성 감소와 관절 가동성 감소를 만들고, 척추와 주변 관절의 불안정을 유발할 수 있다.

위험 요인
과거 병력 – 수술, 연조직, 약물치료, 전신 질환

신체 활동정도 – 운동과 여가, 생활방식(일일 활동 수준, 수면 특징, 영양, 수분 섭취).

현재 상태 – 체력 수준, 제한(의학적/신체적/정서적/심리적), 끝까지 진행할 수 있는 가능성(금전 문제, 시간적 여유)

고객/지도자 목표 확립

의미있고, 기능적으로 관련성이 있는 목표를 확립하기 위해서는 지도자와 클라이언트의 협력이 필요하다. 목표와 결과는 고객에게 의미 있어야 한다. 고객이 필라테스 운동의 결과로서 기대하는 것이 무엇인지를 인지하고 그에 따른 목표를 함께 확립해야 한다.

해부학적 용어

동작이 일어나는 면

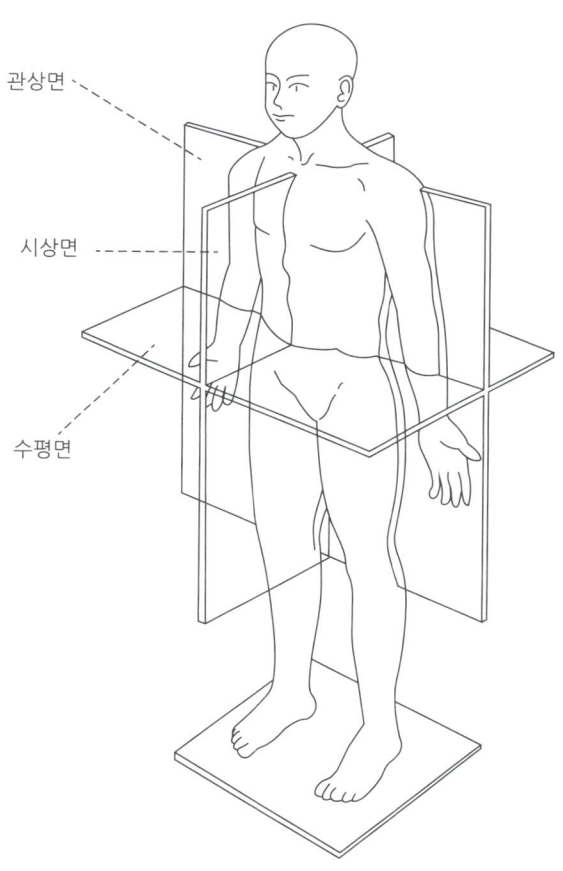

시상면 – 몸을 좌우로 분리한다 – 체간의 굴곡과 신전이 일어나는 면
전두면/관상면 – 몸을 앞뒤로 분리한다 – 체간의 외전, 내전, 외측 굴곡이 일어나는 면
횡단면 – 몸을 상부와 하부로 분리한다 – 체간의 회전이 일어나는 면

Gait cycle 보행주기

발을 지면에 디딛고 떨어졌다가, 다음 디딛기 까지의 과정을 보행주기(활보)라고 한다. 정상인은 뒤꿈치의 지면 닿기로 보행이 시작되나, 비정상인의 경우에는 뒤꿈치 닿기가 이뤄지지 않는 경우도 있어 초기접지기가 보행주기의 시작을 나타내는데 이용된다.

입각기 – 발이 땅에 닿아있는 기간을 나타낸다. 전체 보행주기의 60%를 차지한다.
유각기 – 발이 땅에 떨어져있는 기간을 나타낸다. 전체 보행주기의 40%를 차지한다.

보행주기는 다음과 같이 분류한다.
1. 초기접지기(Initial contact) 발이 지면에 처음 닿는 순간이다.
2. 부하반응기(Loding response) 두 발이 모두 지면에 닿아있고 반대발이 유각기로 넘어가기 전 단계이다.
3. 중간입각기(Mid stance) 단 하지지지기(한 발 지탱자세)로 중둔근의 안정성이 중요하게 작용한다.
4. 말기입각기(Terminal stance) 뒤꿈치가 들리며 체중이 전족으로 이동한다. 반대발이 지면에 닿을 때 까지 지속된다.
5. 전-유각기(Pre-swing) 입각기의 마지막 주기이다. 체중이동이 빠르게 일어난다.
6. 초기유각기(Initial swing) 스윙의 첫 주기로 지면에서 발을 올리며 시작한다.
7. 중간유각기(Mid swing) 스윙하지가 앞으로 이동하여 경골이 수직이 될 때 끝난다.
8. 말기유각기(Terminal swing) 수직의 경골이 앞으로 이동하여 발이 지면에 닿을 때 끝난다.

한 발 서기에서 관상면 안정화

인간 이동의 가장 기본적인 움직임인 걷기는 한 발 서기의 연속이라고도 볼 수 있다. 따라서 단 하지지지기(한 발 지탱자세)에서의 관상면 안정화는 발목, 무릎, 고관절, 골반, 허리 등의 비틀림을 줄여주고 스트레스로 인한 부상과 통증을 예방하는데 중요하다.

한 발 서기에서 관상면 안정화 핵심 근육
– 중둔근 : 지지하는 다리의 중둔근은 한 발 서기에서 골반을 안정적으로 고정하는데 핵심적인 역할을 한다. 중둔근의 기능 부재시 지지하는 다리 쪽 골반의 외측 이동과 함께 고관절 내전, 내회전 그리고 반대편 골반의 하강의 원인이 된다. 이러한 한 발 서기 자세의 모양을 트렌델렌버그 징후라 한다.

고유수용성감각

고유수용성감각은 피부 밑의 감각이라고 하며 몸의 각 부분의 위치, 운동 상태, 몸에 가해지는 저항을 감지하는 감각이다.
근육 힘줄에 존재하는 수용기는 근방추, 골지건기관이 있다.
고유수용성감각과 피부감각을 합쳐 체성감각이라 한다.

근신전반사의 단계
1. 근섬유와 근방추가 늘어난다
2. 근방추가 구심성 임펄스를 척수로 보낸다
3. 척수가 근수축을 형성하기 위해 원심성 활동전위를 보낸다

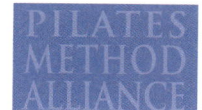

4. 근 단축이 시작되면서, 근방추가 발화를 멈춘다
5. 길항근으로 보내진 원심성 활동전위가 길항근을 억제한다

필라테스 프로그래밍의 예방책과 금기사항

근손상을 제외하고, 아래 나열된 일반적인 모든 질환에는, 의료 허가를 받는 것이 권장된다. 지도를 받는 동안, 또는 그 이전에 클라이언트에게 있었던 그 밖의 질병과 마찬가지로, 클라이언트의 안전한 동작 변수들을 결정하기 위해 필요한 정보를 확보하는 것은 지도자의 책임이다. 상담 출처에는 의료 전문가, 교본, 인터넷 등이 포함된다. 클라이언트가 지도자의 실습 범위를 벗어난 질환을 갖고 있다면, 지도자는 더 자격을 갖춘 전문가에게 클라이언트를 의뢰하여야 한다.

최근 일어난 부상이나 수술(12개월 내)은 의료 허가가 필요할 수도 있다. 의료 허가 양식 샘플은 49페이지에서 찾을 수 있다.

근육 손상
염좌 – 인대나 관절낭이 과도하게 신전되는 관절 부상이다. 염좌에도 손상 등급이 존재하는데 1단계 손상의 경우 관절의 불안정성이 거의 없이 인대가 약간 스트레칭된 가벼운 상태
2단계 손상은 부분적인 파열로 관절에 약간 느슨함이 생겨 불완전한 상태
3단계 손상은 완전히 찢어지거나 파열된 상태로 관절을 움직이지 못하는 경우 볼 수 있습니다 해당 관절 주변의 불안정 및 부종이 일어날 수 있다. 부종과 통증이 진정될 때까지, 휴식(Rest), 냉찜질(Ice), 압박(Compression), 거상(Elevation)(RICE)의 개념이 권장된다.

좌상 – 근육이나 건이 찢어지거나 과도하게 신전되는 부상이다. 물리적인 접촉이나 급격한 가속을 요하는 스포츠 선수들에게 자주 나타난다. 좌상시 해당 관절 주변의 불안정 및 부종이 일어날 수 있다. 부종과 통증이 진정될 때까지, 휴식(Rest), 냉찜질(Ice), 압박(Compression), 거상(Elevation)(RICE)의 개념이 권장된다.

경련 – 통증이 있는 근육의 장기적인 비자발적 수축. 체내의 수분과 필수 전해질이 고갈되어서 오게 되는 경우가 있다. 신경전달 신호의 전도체 역할을 하는 전해질은 칼륨, 마그네슘, 칼슘 등이 있다. 휴식, 냉찜질, 압박은 급성으로 도움을 주며, 종종 경련이 가라앉을 때까지 진행한다.

전방십자인대 무릎 손상
정의: 일반적으로 무릎 외측면에 강한 충격을 받거나 무릎이 안으로 내전, 내회전되는 힘이 가해졌을 때 야기되는 ACL(정방십자인대)의 부분 또는 완전한 파열. 이러한 부상 메커니즘은 보통 내측 측부인대와 내측반월상연골의 추가 손상을 동반하는 경우가 많다. 지탱하는 다리의 경골에 대한 대퇴골의 회전은 또한 ACL 부상의 일반적인 메커니즘이다.

금기사항
ACL 재건술을 하지 않은 경우 :
원위부 다리에 저항이 이뤄지는 열린 사슬(OKC) 무릎 말단 신전(60도에서 0도까지). 60-90도의 스쿼트(CKC)는 대퇴골에서 경골의 전방 전이를 증가시켜 전단력을 만들어, ACL에 스트레스를 준다.
ACL 재건술을 한 경우 :
최대 보호 단계 – 10주까지는 물리치료사나 자격증이 있는 의료 전문가의 치료를 받아야 한다.
최소 보호 단계는 10-24주이다 – 경골을 대퇴골로 억지로 당기지 않는다(무릎을 최대 굴곡 하지 않

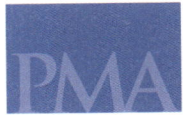

는다), 저항이 높은 열린 사슬 동작 또는 무릎 말단 신전 운동은 피한다. 핏인스트랩(Feet in Straps) 운동이나, 레그 스프링(Leg Spring) 운동은 피한다.

후관절증후군
후관절 증후군은 장시간 서서 일을 하거나 잘못된 자세 혹은 나이가 들면서 퇴행성 변화로 인해 척추 후관절에 지속적인 스트레스가 가해져 염증이나 변형이 생기고 후관절 주위 신경을 자극하여 통증이 발생한다.
또한 특정 관절에서 분절이 안되거나 2차 적으로 과하게 분절이 되어 통증 발생
증상: 종종 디스크 퇴화와 함께 일어나거나, 디스크 퇴화가 원인이 되기도 한다. 보통 회전 및 측굴과 신전 동작을 함께 할 때 통증이 있다.
금기사항: 신전 동작을 피한다.

속질핵 탈출증 – HNP
(디스크 탈출, 디스크 팽륜)
디스크는 척추체와 척추체 사이에서 척추를 연결시켜주는 강한 결합조직으로 중앙의 수액과 수액을 감싸는 섬유륜으로 구성되어 있다.

세 가지 단계가 있다:
1. 디스크 팽륜
    a. 굴곡 시, 또는 굴곡과 회전 시 반복되는 부하로 인한 후방 환형 섬유 파열.
    b. 후종인대(PLL)에서 압력을 야기할 정도로 핵이 충분히 팽륜할 수 있다.
2. 디스크 탈출(돌출된 핵): 외부의 환형 및 PLL 섬유가 파열되어 핵이 척수까지 팽륜될 수 있다.
3. 부골화: 핵물질이 핵과 분리되어, 신경관에서로 빠져나오게 된다. 오히려 후종인대에 가해지는 압박이 줄어들어 요통이 상대적으로 줄어드는 경우도 있으며 부골화된 조각이 척수원뿔을 심하게 압박하면 장과 방광의 조절 변화를 일으키기도 한다.
증상: 엉덩이, 허벅지, 종아리, 발끝의 말초 통증 또는 무감각; 외측 이동이 나타날 수도 있다; 더 심각한 단계에서는 하지 약화가 나타나거나, 심부 힘줄반사가 없을 수도 있다.
금기사항: 급성 단계에서 또는 위의 증상이 나타날 때에는, 척추 굴곡이나 척추의 수직 부하(앉은 자세, 기립 자세, 역(inverted) 자세)가 포함되는 모든 운동은 피한다. 직선으로 다리를 들어올리거나 강력한 척추 회전이 포함되는 운동은 피한다.

척추전방전위증
정의: 척추 전방 변위를 야기하는 판(laminae) 부분의 결함으로 인해 종종 L5–S1 또는 L4–L5에서 나타나는 불안정성. 외부적인 힘에 의해서 혹은 나이가 들어 퇴행성 변화로 발생하기도 하는데 특히 척추 뒤쪽 구조물의 골절이나 결손이 있는 경우 척추 분리증이라 하고 이러한 상태는 전방 전위증과도 관련이 있다.
증상: 전형적으로 신전 활동으로 인해 악화된다. 경미한 부상이 급성 통증을 야기하여, 엉덩이 부위까지 방사통이 진행될 수 있다. 허리나 엉치 통증은 주로 기계적인 통증으로 움직이면 악화되고 쉬면 좋아지는 경우가 있다. 큰 부상은 판 부분의 골절을 야기하며, 또한 심각한 척수 부상을 야기할 수 있다.
금기사항: 척추전방전위증이 일어나는 척추 분절에서, 척추의 신전을 피해야 한다.

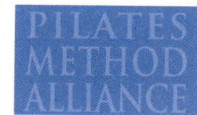

협착증
정의: 보통 퇴행성 변화로 인해 척추관 주변의 뼈나 인대가 지속적인 스트레스를 받아 척추관(중앙 협착증)이나 신경근관(외측 협착증)이 두꺼워지게 되고 척수나 신경근을 악화시킨다. 퇴행성 변화는 생활습관 혹은 나쁜 자세가 원인이 될 수 있다.

증상: 증상은 전형적으로 다음을 포함한 신전 동작으로 악화된다:
1. 요추 – 요통, 저린감, 운동결핍(일시적), 기립 또는 보행으로 악화되는, 한쪽 혹은 양 다리의 간헐적 통증
2. 경추 – 상지의 방사통
3. 흉추 – 흉곽 주위의 방사통

금기사항: 항상 척추의 협착 분절의 신전을 피해야 한다.

고관절전치환술
정의: 골절이나 골관절염으로 인해 관골구 및 대퇴골두를 제거하고, 기계적 부품으로 대체함.

금기사항:

후방 접근: 고관절의 90도 이상의 굴곡, 고관절 내전, 내회전을 피한다. (다리를 꼬아서 앉는 자세를 피한다, 수술한 다리의 재수술 원인이 될 수 있다.)

전방 접근: 고관절 신전, 외전, 외회전을 피한다. 이러한 자세는 고관절 전방전위를 일으켜 재수술 원인이 될 수 있다. 외과 수술을 통해 개선시킬 수 있으며, 일부의 경우 예방할 수 있는 조치는 없다. 항상 그렇듯이, 클라이언트의 외과 의사와 상담을 해야 한다.

유착성관절낭염(동결견, 오십견)
정의: 관절와상완관절의 관절낭 굳음(tightening)

예방조치: 어깨 관절의 과도한 스트레칭과 최대 가동범위의 부하를 피한다.

손목터널증후군
정의: 손목터널증후군은 손목터널(수근관)에서 정중신경이 압박될 때 일어나는 감각 손실 및 운동 장애이다.

증상: 무지구근(엄지손가락 근육)의 반복적 사용으로 인한 근력약화 및 엄지손가락 또는 1, 2번 손가락의 감각 상실이 따르는 손의 통증 증가

예방조치: 상체 저항 운동, 손목 굴곡, 전완 회외 동작을 피하고, 급성 통증 시 체중 부하에서 일어나는 손바닥 밑부분의 압력 등은 피한다.

족저근막염
정의: 발 뒤꿈치 바닥이나 아치의 통증이 특징인 만성 염증 증후군. 보통 통증은 뒤꿈치에서 일어나지만, 발끝을 향해서 발 밑부분 전체에서 방사통이 있을 수 있다.

증상: 주로 아침에 일어나 처음 발을 디딜때(체중 부하 시)에 일어난다. 통증은 또한 걷기, 달리기와 같은 운동 시작 시 일어난다. 이러한 통증은 활동이 진행되면서 감소할 수 있지만, 휴식이 끝나고 활동이 재개될 때, 다시 나타난다. 심각한 경우, 통증은 어떠한 체중 부하 유형에서도 일어날 수 있다. 과체중이거나, 체중이 갑자기 증가한 자, 활동 수준이 증가한 자 뿐 아니라, 달리기 선수나 댄서들에게 흔히 나타난다.

예방조치: 뒤꿈치나 아치 통증 증가를 야기하거나, 발의 족저 굴곡과 같이 종아리 근육을 단축시키는 체중 부하 운동을 피한다.

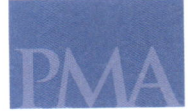

회전근개충돌(어깨 충돌 증후군)
정의: 견봉하 공간의 간격이 좁아져, 극상근건, 극하근건, 견봉하점액낭이 손상을 받아 생기는 압박과 통증.

견관절 외전시에 어깨는 견갑상완리듬에 따라 움직인다. 180도 외전시 120도는 상완골에서 60도는 견갑골의 상방회전으로 만들어 진다는 이론이다. 이 때 어깨 주변, 견갑골 주변 근육이 적절한 타이밍에 맞게 협응하여야 하는데 이러한 협응이 깨진 경우에 충돌이 발생하여 염증을 유발하고 퇴행성 변화와 통증을 만들어 낼 수 있다.

증상: 통증, 내회전, 최대범위의 어깨관절 부하와 함께, 외전의 "충돌 자세"가 결합된 머리 위의 어깨 자세들을 피한다.

흉곽출구증후군
정의: 5가지 주요 포착 위치에서의 상완신경총, 쇄골하동맥, 쇄골하정맥의 압박으로 인한 복합 증후군:
1. 전방 사각근의 긴장은 전방 및 중앙 사각근 사이의 상완신경총 압박을 야기한다.
2. 쇄골과 1번 늑골 사이의 공간에서의 늑쇄골 압박
3. 소흉근 긴장 – 오훼돌기 아래의 소흉근 힘줄의 압박
4. 경늑골 증후군과 거상된 1번 늑골이 상완신경총 포착을 야기한다.
5. 하부관절와상완관절의 관절낭 긴장.

증상: 무감각, 아린감, 맥박 절제, 오한, 환부 상지 말단 통증
예방조치: 위의 증상을 야기하는 운동은 피한다(특히 상체 운동).

심혈관계 질환
정의: 다음을 포함하는 심장과 혈관 질환: 관상동맥심질환, 심근병증(울혈성심부전), 심근경색증(심장마비), 뇌졸중, 고혈압, 부정맥(불규칙한 심박수), 류마티스성 심질환, 죽상동맥경화증(동맥경화), 말초혈관질환, 선천성 심장질환, 심내막염

예방조치: 필라테스 수업 전, 수업 중에, 수업이 끝나고 클라이언트가 물을 섭취할 수 있게 한다. 고온에서 운동시 피부 혈관 확대가 일어나며 심장에서는 맥박이 빨라지고 심박출량이 증가하여 심장 및 혈관의 조절능력이 떨어지는 심혈관계 질환자에게 부담이 될 수 있어, 클라이언트는 고온에서 운동해서는 안 된다(26.7도 이상). 클라이언트가 말초혈관질환이 있는 경우, 매번 수업 전후에, 클라이언트의 발에 발의 감각 저하로 인한 자상, 물집, 감염의 징후가 있는지 확인하는 것이 중요하다(자상, 물집, 감염 징후가 있다면 수업 중에 신발을 신어야 할 수도 있다). 발의 상처가 심각하다면, 클라이언트는 체중 부하 운동을 완전히 피해야 한다. 고혈압의 경우, 역자세 및 고강도 및 고저항 운동을 피하며, 클라이언트에게 누운 자세, 옆으로 누운 자세, 배를 바닥에 대고 엎드려 누운 자세에서 일어날 때, 혈압약의 부작용으로 민감성이 증가하거나, 기립성 저혈압이 올 수 있기 때문에, 천천히 움직이도록 지시한다.

금기사항: 아래 나열한 증상 또는 이상한 증상이 나타난다면 운동을 중단한다. 이러한 증상이 지속되면, 구급대에 전화를 하거나, 응급 의료 체계를 활성화시킨다.

심장마비 경고 징후
- 흉부 중앙의 불편한 압력감, 쥐어 짜는 느낌, 꽉 차 있는 느낌, 통증이 몇 분 이상 지속되거나, 증상이 사라졌다가 다시 나타남.
- 한쪽 혹은 양 팔, 등, 목, 턱, 위의 통증이나 불편감

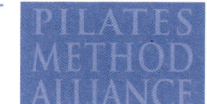

- 흉부의 불편감과 함께, 또는 불편감 전에 나타나는 숨가쁨
- 식은땀, 구역질, 가벼운 어지러움 등이 나타나는 그 밖의 징후

참고자료: 미국 심장협회

뇌졸중 경고 징후
- 특히 신체 한 쪽의 얼굴, 팔, 다리의 갑작스런 무감각이나 힘이 없음.
- 갑작스런 혼란이나 말하고 이해하는 데 있어서의 어려움
- 갑자기 한 쪽 또는 양쪽 눈으로 보는 데 문제가 있음
- 갑작스런 걷기 문제, 현기증, 균형 및 협응 상실
- 이유 없이 갑작스럽게 심각한 두통

참고자료: 미국 심장협회

만성 피로 증후군
정의: 침대에 누워 있어도 개선되지 않으며, 신체 또는 정신적 활동으로 악화될 수 있는 심각한 피로가 특징인, 쇠약하게 만드는 복잡한 장애

증상: 보통 다음의 증상이 4개 이상 나타난다: 단기 기억이나 집중에서의 상당한 손상; 인후통; 임파선 혹; 근육통; 부종이나 발적이 없는 다중 관절 통증; 새로운 유형, 패턴, 강도의 두통; 수면으로도 활기를 되찾지 못함; 24시간 이상 지속되는 과로 후 전신무력감. 증상은 6 개월 이상 지속되거나 재발해야하고, 피곤함을 먼저 느껴야 한다.

예방조치: CFS(만성피로증후군) 환자들은 신체 및 정신 건강을 위해 적당한 양의 신체 활동이 필요하며, 속도를 신중하게 조정해야 한다. 클라이언트에게 새로운 증상이 나타나거나, 필라테스 운동 후 24시간 이상 통증이 지속된다면, 운동을 계속하기 전에 의사와 상담하여야 한다.

섬유근육통
정의: 광범위한 근골격 통증, 뻣뻣함, 연조직 압통, 압력을 가하면 통증이 있는 "압통점"이 특징인 만성 통증 질환. 클라이언트는 "운동 과민증"을 보일 수 있으며 종종 운동 후 악화된 느낌을 받는다.

예방조치: 섬유근육통 환자들을 위한 운동은 느리고, 지속적이며, 저항이 낮아야 한다.

당뇨병
정의: 인슐린의 분비가 감소하거나 인슐린에 대한 민감도가 떨어지는 대사질환의 일종으로 혈중 포도당의 수치가 높아지는 고혈당을 특징으로 한다.

당뇨병은 1형과 2형으로 나누게 되는데 1형 당뇨병은 인슐린 자체를 생산하지 못하는 것이 원인이 되고 2형 당뇨병은 인슐린 저항성으로 인해 발생한다(인슐린 저항성은 인슐린이 있어도 쓰기 어려운 상태를 말한다).

운동은 인슐린 감수성을 높여주는 좋은 혈당관리 방법이다.

증상: 축축함, 오한, 땀, 떨림, 구역질, 심박수 증가, 의식 상실

예방조치:
1. 당뇨병 환자는 식사나 간식 섭취 후 1시간 내에, 매일 유사한 일상 운동을 실시해야 한다.
2. 당뇨병 환자는 저혈당 발병에 대비하여, 주스, 캔디와 같이 흡수가 빠른 탄수화물을 갖고 다녀야 한다.
3. 환자들은 너무 빠르게 흡수하여 저혈당이 올 수 있으므로, 운동 전 주요 근육군에 인슐린을 주사하

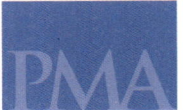

여서는 안 된다.
4. 최대 인슐린 활동 기간에는 운동을 피한다.
5. 매번 수업 전후에 당뇨병 환자의 발에, 발 감각 저하로 인한 자상, 물집, 감염 징후가 있는지 확인한다.
6. 의사들은 당뇨병 환자들에게 운동 전후 혈당 수준을 확인하도록 장려할 수 있으며, 따라서 운동전 혈당이 100mg/dL 이하이거나 300mg/dL 이상이라면 운동을 중단하게 할 수 있다.
7. 운동 프로그램은 일관적으로 실시하여야, 인슐린 용량이나 식이의 규칙적인 패턴이 유지될 수 있다.

위역류
정의: 위장의 산성 내용물이 식도로 역류. 위식도역류질환(GERD), 식도역류, 위식도역류라고도 불리며, 식도가 위에서 흘러 들어온(역류) 위산에 만성 노출되어 부상을 야기할 수 있다. 대조적으로, 속쓰림은 식도 내 산의 증상이며, 흉골 뒤의 타는 듯한 불편감이 특징이다.
예방조치: 운동으로 인해 복압이 높아지면 역류가 생기기 쉽기 때문에 운동 전 2시간 전에는 음식 섭취를 피하고, 누운 자세를 주의하며, 모든 역자세는 피한다.

녹내장
정의: 눈 안쪽의 정상 유체 압력이 서서히 올라가 시력 상실이나 실명으로 이어지는 질환. 눈 안의 압력 상승과 연관된 안과 질환. 녹내장은 시신경을 손상시키고 시력 손상 및 실명을 야기할 수 있다. 유산소 운동은, 녹내장의 주요 위험 요인인 눈의 압력을 낮춘다. 규칙적인 유산소 운동은 눈으로 유액이 들어갔다가 다시 흘러 나올 수 있게 도움을 주어, 눈 부위의 압력 상승을 피할 수 있게 해준다.
금기사항: 부분적 역자세 및 완전 역자세. 발살바 호흡법

다발성경화증
정의: 중추신경계(CNS)에 영향을 미치는 자가면역질환(자가면역질환이라는 것은 신체의 면역체계가 어떠한 기전에 의해 자극되어 자기 자신의 조직을 공격하는 것을 의미한다). 신경을 감싸는 미엘린초(수초)가 다중 부위에서 손상되어, 경화, 플라그, 병변이라 불리는 반흔 조직을 남긴다. 미엘린초나 신경 섬유가 파괴 또는 손상되면, 신경이 뇌로 전기 자극을 보내거나 받는 능력이 손상되며, 다발성 경화증의 다양한 증상들을 야기한다.
증상: 균형 및 협응 결핍, 현기증과 어지럼증, 온도 민감성, 우울, 피로, 기억/주의/인지 결핍, 무감각, 통증, 성기능장애, 경직, 시력 문제, 방광 및 장 기능장애.
예방조치: 과도한 활동, 과도한 저항 운동, 피로, 극한의 뜨거운, 또는 차가운 환경을 피한다. 균형 운동 시 주의깊게 살핀다.

골관절염
정의: 운동 소실, 만성 통증, 기형, 기능 상실을 야기할 수 있는, 천천히 진행되는 관절 구조의 퇴행. 기계적 스트레스에 반응하여 천천히 진행된다. 연골 퇴화, 관절 구조 변형, 골극 형성을 야기할 수 있으며, 전신에 영향을 미치기 보다는 몇 개의 관절에만 영향을 미칠 수도 있고, 일반적으로 아침에 뻣뻣한 느낌이 30분만 지속되는 것이 특징이다. 골관절염은 모든 관절에서 발병할 수 있는 질환이지만 주로 손가락, 목, 허리, 무릎, 엉치뼈에서 증세가 흔하게 나타난다. 체중 부하 및 격렬한 활동 시 관절 통증이 증가한다. .
예방조치: 고강도의 운동과 저강도의 잦은 운동을 피한다. 일반적으로 염증이나 통증이 증가한 기간

PMA NPCT
(NATIONALLY CERTIFIED
PILATES TEACHERS)

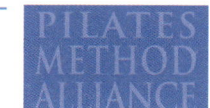

에는 운동 강도와 지속 시간을 줄이고, 워밍업과 쿨다운 시간을 확대하며, 클라이언트의 반응이나 통증 수준에 따라 운동 강도와 지속시간을 조정하며, 가동성 유지 및 뻣뻣함 감소를 위해서, 적어도 하루 한 번은 모든 관절을 완전한 가동 범위로 운동을 지도한다. 운동 중에, 또는 수업 후 통증이 증가하여, 수업 후 2시간 이상 지속된다면, 1-2일의 휴식 시간을 갖고 추후 운동의 강도는 줄인다. 클라이언트는 통증 지점까지만 운동을 해야 하며, 그 이상으로 범위를 높여서는 안 된다.

골다공증

정의: 낮은 골량, 골조직 퇴화가 특징이며, 특히 척추체, 대퇴 경부, 요골 끝(손목뼈)에 영향을 미치는 골격 질환. 골절 위험 증가를 야기한다.

    a. 골감소증: 경미하게 감소한 골량(t-score 평균 이하의 1 - 2.5의 표준편차)은 골절 위험을 두 배 높인다. 정상인과 비교할 때, 약 10-25% 골 소실을 보인다.

    b. 골다공증: 심각한 골량 감소(t-score 평균 이하의 2.5 이상의 표준편차)는 골절 위험을 4-8배 높인다. 정상인과 비교할 때 약 25% 이상의 골 소실을 보인다.

금기사항: 골감소증이나 골다공증 모두, 어떤 자세에서든 척추 굴곡을 피한다. 척추의 굴곡, 최대 가동 범위의 회전, 최대 가동 범위의 측굴을 피한다. 다음과 같은 운동은 하지 않는다: Hundred, Roll up, Roll over, Spine stretch, Saw. 고관절의 강력한 외회전 및 내회전 힘이 걸리지 않게 주의한다.

임신

금기사항:

- 모든 임신 기간 동안에는, 치골결합 관절이 부드러워지기 때문에, 내전근의 중간에서 최대 범위의 수축을 피해야 한다. (예를 들어: 배럴이나 리포머에서의 Horse Back, 리포머에서의 Light spring Side split series, 강한 circle work).
- 임신 2기와 3기 및 분만 후에는 역자세는 피한다.
- 임신 1기 이후에는 등을 대고 눕는 자세는 피한다. 복횡근의 활성화는 좋은 자세 유지에 도움을 주며, 몸통을 지탱해준다. 복직근 이개를 확인하기 위해 백선을 촉진하며, 클라이언트에게 확인법을 알려준다. 복부 운동과 복사근 운동은, 복직근이개를 완화하는데 도움이 된다.
- 클라이언트에게 현기증, 구역질, 시력 방해, 두통, 어지러움, 하혈, 체액 손실, 흉통, 근육 약화, 종아리 통증 또는 부종, 자궁 수축, 태아 움직임 감소가 있는지 보고하게 한다. 이는 하대정맥과 대동맥, 태아에 대한 혈관 압박의 징후일 수도 있다. 예외적인 증상은 또한 유산의 징후일 수도 있다. 위의 증상이 일어난다면 운동을 중단하고 즉시 의사와 상담하게 해야 한다.

참고자료
- 미국산부인과학 교육 팸플릿 AP119 - 임신 중 운동 www.acog.org

류마티스 관절염

정의: 류마티스 관절염은 관절 결합조직의 지속적인 염증반응을 특징으로 하는 만성 염증성 전신질환이다. 자가면역질환의 하나로 림프구가 우리 몸의 일부인 활액막을 공격하고 결국 관절과 관절 주위의 뼈를 파괴하며, 피로감, 발열, 식욕감퇴, 체중감소 등의 전신적인 증세의 원인이 된다.. 질병의 시작과 진행은 통증과 뻣뻣감이 있는 경미한 관절 증상부터, 갑작스런 부종, 뻣뻣함, 진행성 기형에 이르기까지 다양하다. 염증성 변화는 활액막, 관절연골, 건초에서 일어난다.

예방조치: 악화되는 기간에, 관절 부종을 야기하는 최대 범위의 스트레칭과 최대 저항 운동은 피한

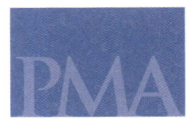
국제공인필라테스지도자 합격공식

다. 지치고 극도의 피로가 오는 지점까지의 운동은 피한다.

참고문헌
- Goodman C, Boissonnault W91998. 병리학: 물리치료사를 위한 함의. 필라델피아: WB Saunders Company
- Kisner C & Colby LA(2002). 치료 운동: 기반과 기법. F. A. Davis Company, 2002
- Cotton, RC, ACE 개인 지도자 매뉴얼, 4판, 미국운동협의회, 2010

지도

평가

입학과 면담
정보 입수 – 설문지, 면담, 기타 기록을 사용하여 관련된 병력, 신체 능력, 현재의 건강 상태를 평가하여, 안전한 필라테스 프로그램을 설계한다.
정보 검토 – 필라테스 프로그램 참여를 막거나, 제한할 수 있는 위험 요인과 공존 질환들을 확인한다.
- 프로그램 설계 변형이 필요한 특별 질환에 관한 정보를 확인한다.
- 필라테스 프로그램을 실시하기 전 의료 허가를 받아야 할 필요가 있는지 확인한다.

정보 편집 – 새로운 클라이언트는 다음이 요구된다:
- 클라이언트의 요구에 맞는 프로그램 개발을 확실히 한다.
- 평가의 정확성을 위해 강사의 관찰 및 클라이언트의 정보를 활용한다.
- 직립 자세 평가로 시작한다.
- 장기 및 단기 목표 설정에 필요한 정보를 제공한다.

신체 평가
- 자세 패턴, 구조적 정렬, 근육 발달의 정적 평가
- 기계적 문제, 근육 협응, 움직임 정렬의 동적 평가
- 자세, 동작, 균형, 협응과 관련이 있기 때문에, 고객의 욕구, 불균형, 비대칭을 확인하기 위해 입학 기록 및 신체 평가를 점검

목표 설정
- 클라이언트와 상의하여 클라이언트/지도자 목표 확립
- 계획에서 클라이언트의 이행 수준을 고려
- 장기 목표를 향해 단기 목표의 계획을 이행
- 적절한 필라테스 프로그램 설계를 위해 목표의 우선순위 설정
- 목적의 완전한 달성을 확인할 수 있게 정보를 기록
- 필라테스의 장기적 혜택을 더 잘 이해할 수 있도록 클라이언트를 도움

운동 프로그램 설계
클라이언트에 특이적인 프로그램을 설계할 때에는 클라이언트 개개인의 요구를 다루어, 안전하고 효

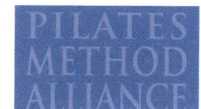

과적인 프로그램을 보장하여야 한다. 여기에는 운동이나 자세 변형이 요구될 수도 있으며, 항상 주어진 운동의 근본적인 의도는 그대로 유지하여야 한다(거북목 자세의 경우, 누운 자세에서 베개가 필요할 수도 있으며, 고관절 굴근이 뻣뻣한 경우 앉을 때 박스를 사용해야 할 수도 있고, 근육조직이 단축된 경우 동기부여를 위해 스프링을 사용할 수도 있다)

프로그램 설계를 위한 모델
- 개인, 그룹, 자기주도형 운동을 위한 프로그램 설계
- 초급자, 중급자, 고급자 클라이언트를 위한 전통적 프로토콜
- 개인 맞춤형 프로그램 설계
- 전통 프로토콜과 맞춤형 프로그램을 결합

워밍업 프로토콜
가능하다면, 특정 문제에 접근하기 전에 전신을 워밍업한다. 워밍업의 양은 평가를 기초로 결정한다.
- 호흡
- 먼저 가장 심부 근육에 집중
- 순차적으로 척추 동작을 통합
- 몸통 안정화

운동 설계
- 각 운동의 주요 목적을 정함(심복부 강화, 특정 부위 강화 및 안정화, 잘못된 다리 정렬 교정 등)
- 움직임을 편안하게 하기 위해 호흡을 활용
- 역사적으로, 들숨 시 노력을 가함
- 척추 굴곡은 날숨을 통해, 척추 신전은 들숨을 통해 편안하고 자연스럽게 진행할 수 있음
- 준비동작과 점진적인 진행(Preparations and progressions)

중요한 추론 및 문제 해결
- 시작자세를 확실히 한다.
- 변형동작은 원래의 동작의 의도를 유지한다.
- 최적의 동작 경험 제공을 위해 시퀀스에 따라 운동을 진행한다.
- 개개인의 학습 유형에 맞추어 수업을 조정한다.
- Modification(변형동작)을 사용한다.
- 클라이언트의 성공을 위해 Modification의 필요성을 결정한다.
- 클라이언트의 의식 향상 및 발전을 위해 소도구를 활용한다.
- 전신 통합을 통해 균형점을 구체화한다.
- 신체 조건 및 기존 질환을 토대로 운동 강도를 결정한다.
- 운동시 예방조치와 금기사항을 전문가의 의견을 구한다.

운동 진행
(워밍업, 순차진행, 쿨다운) 다음의 균형을 맞춘다:
- 척추 움직임: 굴곡, 신전, 측굴, 회전
- 최고의 움직임 및 안정화
- 중심으로의 지향성

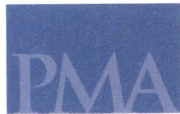

- 근육의 힘과 유연성
- 주동근/길항근 근육 쌍
- 문제에 특이적인 동작
- 통합된 동작

다음을 위해 프로그램 설계를 평가
- 전신 동작 경험; 기능적 동작에 집중
- 입학 평가 시 확인된 요구 사항을 다룸
- 기구의 전체 가동범위 활용
- 전신에 집중하고, 완전한 호흡에 초점을 맞추며 수업을 마무리

단기 및 장기 목표:
- 개인/수업을 위해 명확하게 관리 가능한 목표를 설정
- 클라이언트와 지도자의 목표를 통합
- 클라이언트의 학습 유형(시각, 청각, 운동감각적)과 만족

지도 기술

관찰
- 모든 방향으로 움직이는 신체를 관찰(배를 대고 엎드린 자세, 누운 자세, 측면으로 누운 자세, 앉은 자세, 기립 자세 등)
- 정렬, 중심화, 좌우 대칭에 주의하여 관찰

클라이언트를 지속적으로 관찰한다. 클라이언트를 주의깊게 관찰하여 지도자가 더 많은 정보를 얻을 수록, 클라이언트의 학습에 초점을 맞춘 더 나은 수업을 할 수 있다.

구두 지시
- 목소리 사용 – 목소리의 억양, 리듬, 어법(phrasing)을 사용하여 클라이언트를 교정하거나 진행시킴
- 각 클라이언트가 적절한 움직임, 흐름, 티칭을 이해할 수 있는 적절한 양의 대화에 대해 인지함
- 심상을 사용(이미지 큐잉)

시연
- 동작과 개념을 시연하여 보여줌
- 클라이언트들이 어떻게 하고 있으며, 어떻게 해야 하는지를 보여주기 위해 클라이언트에게 먼저 부정확한 동작을 시연하고, 이후 정확한 동작을 시연
- 자신의 신체를 중심잡아 동작을 실시하고, 항상 몸을 어떻게 사용하는지 모범을 보임

촉각 지시
- 적절하게 효과적으로 언제 어떻게 터치를 사용하는지. 모든 터치는 클라이언트와 명확하게 소통이 된, 구체적인 의도를 갖고 있어야 한다. 직접적인 두 지점의 터치가 가장 효과적이다.
- 신체를 어떻게 움직여야 할지 알려준다.
- 동작 시 신체를 보조한다(ex, 파트너링, 스포팅).

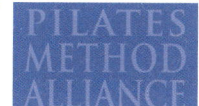

- 신체/근육이 잘못 움직이지 않도록 한다.
- 신체 중심을 잡거나 안정화하는 데 도움을 주고, 신체 경험을 향상시키도록 저항을 제공한다.
- 다음을 통해 성 관련 문제를 불식시킨다:
  - 임상적 거리를 유지한다.
  - 단호한 목소리를 사용한다.
  - 쓰다듬거나, 어루만지거나, 토닥거리거나, 찌르거나, 간지럼을 태우거나, 손을 잡지 않는다.
  - 머리와 시선의 중심을, 클라이언트의 성기에서 벗어나게 한다.
  - 성기, 가슴, 기타 민감한 부위 근처를 터치하지 않는다.
  - 클라이언트의 머리 위에서 스쿼트를 하지 않는다.

시각적 의사소통
- 클라이언트와 눈을 맞추어 도전 의식을 북돋운다.
- 시각적 초점을 사용하여, 클라이언트의 초점을 지시한다.

긍정적 피드백
- 클라이언트에게 정보를 제공한다.
- 지도자가 클라이언트에 집중하고 있음을 보여준다.
- 긍정적 강화(심리학용어로 어떤 자극에 반응해 미래의 행동을 바꾸게 하는것을 뜻한다.)를 통해 클라이언트에게 동기를 부여한다.
- 시간이 지나면서 향상되고 있음을 칭찬하고, 클라이언트의 생활방식에서 변화를 강화시키도록 긍정적으로 행동한다.

코칭 기술
- 관찰을 기초로 신체를 전체적으로 접근한다.
- 안무(choreography), 진행, 순서를 인지한다.
- 일관성 – 운동의 명칭을 말로 표현한다.
- 학습을 촉진시키기 위해 운동 순서를 유지한다.
- 동작을 설명하면서 필라테스 개념들을 사용한다.
- 구체적이며 효과적인, 비판적이지 않고 지지적인 방식으로, 단순화하고, 정의하며, 교정한다.
- 구체적 피드백과 함께 성취를 인정한다.
- 신체적, 정신적으로 클라이언트가 안전하게 느끼게 한다.
- 한 회 수업에 적절한 운동량을 결정하여, 클라이언트가 도전 의식을 높이고, 활력을 찾을 수 있게 한다.
- 도전 포인트: 적절한 경우, 더 높은 도전 의사를 물어, 능력을 높이며, 클라이언트가 자신의 "문제점"보다는 잠재성에 가까워지게 한다.
- 속도조절: 개개인의 운동 리듬을 찾고, 수업 속도를 조절하며 제 시간에 시작하고 끝낸다.
- 클라이언트가 내적 및 외적 변화를 의식할 수 있게 도움을 준다.

안전
- 장비를 사용하는 동안의 안전은 지도자의 책임이다.
- 장비: 전체 장비 사용 범위를 인지한다 – 스트랩 길이, 스프링 텐션, 저항과 관련하여 클라이언트의 위치를 어디로 잡아야 하는지 기준을 정하고 개개인에 맞게 조절한다.

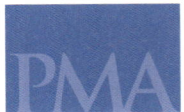

- 클라이언트 스파팅: 클라이언트 및 장비와의 관계에서, 자신의 몸을 어디에 두고, 어떻게 사용해야 할지를 인지하여, 안전, 보장, 도전, 이완 단계의 모든 잠재력을 이끌어낸다.
- 항상 클라이언트의 머리맡에 서서, 트래페즈 테이블 위에서 스프링을 사용할 때, 푸시-스루 바를 잡고 있는다. 푸쉬-스루 바의 범위 내에서 장비 끝에 다른 사람이 서 있게 해서는 안 된다.
- 리포머 캐리지는 클라이언트가 오르고 내릴 때 안정적으로 고정되어야 한다.
- 운다 체어와 래더 배럴을 안정적으로 고정하여 미끄러지거나 젖혀지지 않게 한다.

수업 지도를 위해서는 다음의 능력이 필요하다:
- 그룹을 모니터하고 각 개인에 특정한 교정을 이행한다.
- 수업의 각 회원들이 안전하게 운동하면서, 개인적인 도전 지점까지 갈 수 있게 한다.
- 클라이언트들에게 수업 내에서 서로 다른 수준의 능력의 대한 동기를 부여한다.
- 한 명의 클라이언트를 스파팅하면서 전체 그룹에 초점을 맞춘다.

재평가

현재 프로그램의 재평가
- 필라테스 철학, 원리 과정에 대한 클라이언트의 이해를 확인함
- 특히 클라이언트의 운동 일정이 중단된 후, 현재의 신체 상태를 재평가 함
- 매일의 운동에 적합한 속도와 난이도를 모니터하기 위해, 클라이언트가 각 운동일에 어떠한 느낌이 들었는지 체크함
- 의학적 조건에서의 변화를 확인함
- 강도를 조절하기 위해 에너지/피로 평가함
- 지속적인 또는 만성 문제점의 상태를 평가함
- 정서적 문제(e.g., 지각 또는 긴장, 우울, 집중하지 못함)를 확인함
- 경과 평가함
- 현재 프로그램 성과를 평가함
- 도전 포인트의 정확성
- 필요한 수행 요소들의 시연: 호흡, 균형 잡힌 근육 발달, 집중, 조절, 중심잡기, 정확성, 리듬
- 세션 초기의 정적 및 동적 평가를 다시 평가함

목표 재평가
- 입학 목표 성과 평가
- 단기 및 장기 클라이언트/지도자 목표 재평가 및 재정렬

프로그램 조정
- 클라이언트의 현재 도전 포인트에 도달
- 기술 발전을 위한 계획 설정
- 필라테스 철학과 과정에 대한 심오한 이해를 위한 계획 설정
- 더 깊은 수준의 운동을 클라이언트가 할 수 있도록 새로운 탁월한 수준의 과제 형성 및 이해
- 클라이언트가 조절을 내재화할 수 있게 도움을 줄 수 있도록 지속적으로 노력(즉, 스스로 모니터하고 스스로 지도할 수 있는 능력)

PMA NPCT
(NATIONALLY CERTIFIED
PILATES TEACHERS)

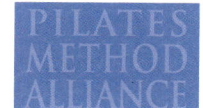

필라테스 전문가

다음은 필라테스 분야의 전문가에게 필수적인 요소이다.

직장
- 모든 장비, 시설, 위치를 평가하여, 신체 운동에 안전한 환경을 유지한다.
- 응급 정책과 절차를 확립한다. 클라이언트를 보호하고 책임성을 줄여주는 안전 및 응급 절차 개발 및 준수를 통해, 위험 관리 프로토콜을 실시한다.
- 수행에는 다음의 지식이 요구된다 :
  - ▶ 인정되는 CRP 및 응급 절차
  - ▶ OSHA(미국 노동성 산하의 직업안전 위생국 Occupatinal Safety and Health Administration) 지침
  - ▶ 장비 유지 절차와 권장사항
  - ▶ 안전한 시설 운영 절차
  - ▶ 응급 조치 계획
  - ▶ 중재에 필요할 수 있는 경고 사인

행동
확립된 지침과 전문적 개발을 고수함으로써, 클라이언트를 보호하며, 필라테스 지도자의 성공과 이 직업의 정직함에 기여한다.
- PMA 실습 범위 내에서 수행한다.
- PMA 윤리 강령을 준수한다.
- 성희롱으로 해석될 수 있는, 클라이언트에 관한 위반 행위를 명확히 인지한다.
- 클라이언트의 정보 및 클라이언트 데이터의 보안과 관련된 정부 규정을 준수하여, 클라이언트의 기밀성을 보장한다.
- 사전 동의서와 해당 당국의 포기각서를 통해, 신체 활동의 위험과 혜택에 대해 클라이언트에게 알린다. 이는 클라이언트를 보호하며, 책임을 최소화시킨다.
- 전문적 성장과 능력을 보장하고 질 높은 서비스를 제공하기 위해 지속적인 교육에 헌신한다. 클라이언트를 보호하고 금전적 위험을 최소화하기 위해, 적절한 보험에 들고, 이를 유지한다.

직무 수행
- 정확한 클라이언트 파일을 유지한다(의료 정보, 개인 정보, 회계 정보 포함)
  - ▶ 명확하고 정확한 기록을 어떻게 읽고, 이해하고, 작성하는지를 인지한다.
  - ▶ 각 세션에서 점진적인 학습 경험 보장을 위하여, 클라이언트뿐 아니라 그 밖의 지도자들을 돕기 위해, 기록을 사용한다.
  - ▶ 클라이언트의 요청 사항을 다룬다. 자신의 운동을 하기 위한 운동 시연은 하지 않도록 한다.
  - ▶ 외모 – 심플하고 전문적인 복장을 갖추고, 머리는 뒤로 묶고, 강한 향수를 사용하거나 껌을 씹지 않는다.
- 개인적인 문제가 클라이언트의 수업에 최대한 영향을 미치지 않게 한다.
- 다른 지도자들과 좋은 직장 관계를 유지한다.
- 자신의 직장과 고용주에게 특정한 규칙들을 이해한다.
- 사업 시스템을 지지한다.

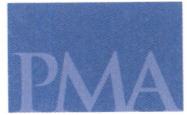

- 자신감 있고, 지지적이며, 긍정적인 태도를 유지한다.
- 낙관적인 마음가짐을 보여주고, 낙담을 잘 관리한다.
- 지속적으로 팔로우–업(후속조치) 한다.

위험과 책임성

위험: 위험, 손실이나 부상 가능성, 보험 계약과 관련된 손실이나 위험 가능성, 위험한 요소나 요인들에 노출될 수 있다.

책임성: 법이나 형평법에 따라 의무를 다하며, 책임이 있는 것들.

접촉

일부 언어와 접촉은 일부 사람들에게는 모욕적일 수도 있다. 각 클라이언트와 관계를 구축하고, 이들에게 접촉해도 된다는 허락을 구하여, 클라이언트가 접촉을 편안하게 여길 수 있도록 한다.

적절한 접촉 사용의 변수들에 대해서는, 지도 기술(Teaching Skills)에 관한 항목을 참고한다. 접촉에 관한 법은 주와 국가마다 다를 수 있음에 주의한다.

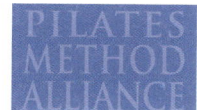

연습문제

1. 신시아는 자신의 필라테스 클라이언트들과 이들의 경과에 관하여 명확하고 정확하게 문서를 작성한다. 다음 중 신시아의 문서화 행동을 가장 잘(BEST) 묘사한 것은?

    a. 각 세션에 대한 자세하며 광범위한 기록을 제공한다.
    b. 새로운 운동이 주어질 때, 프로그램을 다시 작성하는 일이 포함된다.
    c. 새로운 운동 및 고유한 관찰에 관한 기록이 포함된다.
    d. 클라이언트에게 모든 기록의 사본을 제공하는 일이 포함된다.

2. 다음 중 브레스트 스트로크(breast stroke) 동작을 위한 적절한 준비 과정을 가장 잘(BEST) 묘사한 것은?

    a. 롱 박스를 캐리지 위에, 발을 스트랩에 두고, 클라이언트는 풋 바를 마주본다.
    b. 롱 박스를 캐리지 위에, 손을 스트랩에 두고, 클라이언트는 헤드레스트를 마주본다.
    c. 롱 박스를 캐리지 위에, 발을 스트랩에 두고, 클라이언트는 헤드레스트를 마주본다.
    d. 롱 박스를 캐리지 위에, 손을 스트랩에 두고, 클라이언트는 풋 바를 마주본다.

3. 마이크는 자신의 필라테스 클라이언트의 티져(Teaser) 동작에서, 발목 사이에 매직 서클을 추가한다. 이는 다음을 위한 적절한 변형이다:

    a. 도전의 레벨 높이기
    b. 무릎 외반이 있는 클라이언트
    c. 난이도 낮추기
    d. 임신 3기의 클라이언트

4. 라울은 레나를 위하여, 균형이 잘 잡힌 필라테스 운동 프로그램을 설계하였다. 이 프로그램에는 척추 굴곡, 신전, 회전이 포함된다. 다음 중 이 프로그램에서 균형을 완전하게 해주는 것은?

    a. 클레오파트라(Cleopatra)
    b. 콕스크류(Corkscrew)
    c. 다운스트레치(Downstretch)
    d. 티져(Teaser)

5. 필라테스 지도자는 다음 중 어떠한 설명을 통해 필라테스를 가장 잘(BEST) 묘사할 수 있을까?

    a. 개인의 근력과 유연성을 개발하도록 고안된 일련의 운동이다.
    b. 전신에 걸친 동작의 효율성과 용이함을 발전시키도록 고안된 운동 요법이다.
    c. 코어 근력, 균형, 안정성을 개발하도록 고안된 운동 시스템이다.
    d. 특정 근육을 훈련시키기 위해, 호흡과 함께 정확한 동작을 사용하는 피트니스 프로그램이다.

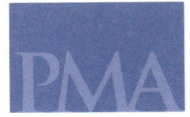
국제공인필라테스지도자 합격공식

6. 상급 수준의 개인 클라이언트인 카렌은, 병든 가족을 간호하기 위해 4개월 동안 프로그램에 참여하지 않았으며, 이제 필라테스 프로그램으로 복귀하려 한다. 그녀의 지도자의 최선의 (BEST) 조치는 무엇일까?

   a. 프로그램을 쉬기 전과 동일한 레벨의 필라테스 프로그램을 진행한다.
   b. 카렌의 현재 신체 상태를 재평가하고, 그에 따라 진행한다.
   c. 카렌의 현재 신체 상태를 재평가하고, 개인 세션을 시작한다.
   d. 상급 수업을 진행할 수 있는 근력을 갖출 때까지, 초급자용 매트 수업을 듣게 한다.

7. 티나는 임신 1기의 필라테스 초급자 학생이며, 규칙적으로 운동을 하지 않는다. 다음 중 티나의 필라테스 지도자가 해야 할 최선의(BEST) 대응을 나타내는 것은?

   a. 기구에서 운동할 때에만 안전이 중요시된다; 배를 대고 엎드리거나, 쿼드라페드(quadruped, 네발운동) 동작의 매트 운동은 안전하다.
   b. 티나는 의사와 운동 목표를 논의해야 한다; 어떠한 새로운 운동 프로그램도 시작해서는 안 된다.
   c. 티나에게 임신 3기까지 주 2회 운동하고, 이후에는 주 1회로 점차 줄여야 한다고 말한다.
   d. 티나가 고위험 임신이라면, 임신 2기가 될 때까지 운동할 수 없다.

8. 다음 중, 필라테스 지도자가 체스트익스팬션(chest expansion)을 위한 시작 자세를 향상시키기는 데 사용할 수 있는 지시는?

   a. 견갑골을 내전시키고 골반을 후방으로 기울인다.
   b. 복벽을 끌어당기고 척추를 길게 늘인다.
   c. 갈비뼈를 좁히고 골반을 후방으로 기울인다.
   d. 복벽을 끌어당기고 허리를 평평하게 한다.

9. 조셉 필라테스는 자신의 신체 움직임과 운동 시스템을 무엇이라고 묘사하였는가?

   a. 필라테스
   b. 신체 문화
   c. 조절학
   d. 라이프 피트니스

10. 아일린은 자신의 필라테스 클라이언트들의 단기 및 장기 목표들을 기록해 놓는다. 다음 중 아일린이 그렇게 하는 이유를 가장 잘(BEST) 나타내는 것은?

   a. 선수들을 재활을 위한 필라테스를 통해 치료
   b. 위험 및 법적 책임 문제를 감소
   c. 성공적인 필라테스 운동 프로그램을 구축
   d. 클라이언트들이 스포츠 또는 댄스로 복귀하도록 동기를 부여

11. 다니엘은 운동기능과잉증후군(hypermobility)을 보이는 세미-프로 운동선수인 롭을 위한 필라테스 프로그램을 개발하고 있다. 다음 중 다니엘이 프로그램에서 중점을 두어야 하는 것은?

    a. 유연성과 조절
    b. 근력과 안정성
    c. 관절 가동 범위와 코어 조절
    d. 코어 조절과 유연성

12. 마샤는 임산부 필라테스 클라이언트이다. 다음 중 즉각적인 운동 중단이나 의사와의 상담이 필요한 증상은?

    a. 복통
    b. 허리 통증
    c. 요통
    d. 두통

13. 다음 중 필라테스 장비를 물리적으로 변형시켜서는 안 되는(NOT) 이유는?

    a. 장비가 더 이상 미관상 보기 좋지 않기 때문에
    b. 장비의 완전성이 손상될 수 있기 때문에
    c. 많은 운동을 다시 설계해야 하기 때문에
    d. 장비가 더 많은 유지 보수가 필요하기 때문에

14. 제프는 고관절과 무릎을 전방으로 지나가는 근육의 약점을 해결하기 위한 운동을 선택하였다. 다음 중 문제가 되는 근육은?

    a. 대퇴직근
    b. 외측직근
    c. 대퇴광근
    d. 외측광근

15. 세미-서클(Semi-Circle), 롤오버(Rollover), 롱스파인마사지(Long Spine Massage) 사이의 공통 유사성은 다음 중 무엇인가?

    a. 세 운동 모두 반대 방향으로 세 번 반복한다.
    b. 세 운동 모두 같은 방향으로 세 번 반복한다.
    c. 세 운동 모두 트라페즈 테이블(Trapeze Table) 위에서 실시할 수 있다.
    d. 세 운동 모두 척추의 신전 분절에 초점을 맞추고 있다.

16. 패트릭의 장기간 필라테스 클라이언트인 수잔느는 방금 임신 사실을 알렸다. 패트릭은 어떻게 해야 하는가?

    a. 수잔느의 좋은 소식을 다른 클라이언트들과 함께 공유한다.
    b. 수잔느에게 즉시 많은 금기 사항에 대해 알려준다.
    c. 수잔느에게 팔라테스 운동에 대한 의료 허가를 받아오도록 요구한다.
    d. 수잔느의 차트에 임신 주수를 기록해둔다.

17. 다음 중 필라테스 학습에 도움이 되도록 설계된 환경에서 가장(MOST) 중요한 속성은?

    a. 이완되는 음악, 희미한 조명, 열린 통로
    b. 이완되는 음악, 밝은 조명, 열린 통로
    c. 음악 없음, 밝은 조명, 활기차고 긍정적인 에너지
    d. 전문적이며 조용하고 정리된 분위기

18. 아투로는 앤소니를 위한 필라테스 프로그램을 설계하고 있다. 아투로는 가장 먼저(FIRST) 무엇을 고려해야 할까?

    a. 목표 확립
    b. 도전 지점(challenge point) 확립
    c. 클라이언트의 안전
    d. 관계 조성

19. 다음 중 여러 다른 유형의 호흡법 동안의 흉곽 움직임을 가장 잘(BEST) 묘사한 것은?

    a. 들이쉬는 동안 가로막이 이완되면서, 수직 직경이 증가한다.
    b. 들이쉬는 동안 양동이 손잡이형 기전과 함께, 횡경이 감소한다.
    c. 사각근과 흉쇄유돌근을 사용하면서 수직 직경이 증가한다.
    d. 들이쉬는 동안 늑골이 상승하면서 수직 직경이 감소한다.

20. 존은 클라이언트 파울라의 외측 굴곡을 관찰하고 있다. 다음 중 파울라의 외측 굴곡이 일어나는 면은?

    a. 시상면
    b. 횡단면
    c. 수평면
    d. 전두면

21. 새로운 클라이언트에 대한 초기 평가에서, 지도자가 클라이언트에 대해 가장 먼저(FIRST) 관찰해야 하는 것은?

    a. 수직 자세

    b. 바로 누운 자세와 엎드린 자세

    c. 단순한 필라테스 동작 수행

    d. 앉아 있는 동안 심호흡 자세

22. 클라렌스는 필라테스 수업을 하는 동안 미끄러지고 넘어진다. 그의 필라테스 지도자인 마이라가 해서는 안 되는(NOT) 일은?

    a. 즉각적인 응급 처치를 제공한다.

    b. 의학적 조언을 한다.

    c. 클라이언트를 의사에게 의뢰한다.

    d. 응급 처치를 요청한다.

23. 다음 중 고관절 신전 동안 대둔근과 고관절 굴근의 연관성을 묘사하는 것은?

    a. 협력근

    b. 주동근

    c. 길항근

    d. 안정화 근육

24. 마이크는 척추전방전위증이 있는 주디를 위한 필라테스 프로그램을 설계하였다. 다음 중 마이크가 설계에서 피해야 하는(AVOIDED) 운동은?

    a. 래더배럴에서 라운드백 동작

    b. 몽키

    c. 세미-서클

    d. 롤오버

25. 호간이 리포머에 타고 내릴 때, 콜린은 스프링을 특정한 상태로 둔다. 다음 중 콜린에게 가장(MOST) 적합한 선택은?

    a. 스프링이 붙어 있으며, 휴식 자세이다.

    b. 스프링이 붙어 있으며, 신전 자세이다.

    c. 스프링 상태가 운동에 따라 달라진다.

    d. 스프링은 붙어 있지 않아야 한다.

26. 다음 중 필라테스 지도자가 클라이언트의 경과를 기록하고 차트로 작성해야 하는 이유를 가장 잘(BEST) 묘사한 것은?

    a. 기록과 차트는 피드백과 강화를 제공해준다.
    b. 문서화는 OSHA 기준에 맞추기 위해 유지되어야 한다.
    c. 기록은 책임 보험 회사의 요구 사항이다.
    d. 기록은 재활 클라이언트의 경우에 필요하다.

27. 다음 중 업스트레치(Upstretch)를 할 때의 정확한(CORRECT) 발의 배열은?

    a. 발을 평평하게 하고, 뒤꿈치는 숄더 스탑(shoulder stop)에 댄다
    b. 발을 평평하게, 플랫폼 중간에 둔다
    c. 발허리뼈로 지지하고, 뒤꿈치는 숄더 스탑에 댄다
    d. 발허리뼈로 지지하고, 헤드레스트(headrest) 중심에 둔다

28. 다음 중 과도한 요추 전만을 가장 잘(BEST) 정의한 것은?

    a. 과도하게 오목한 요추
    b. 과도하게 볼록한 요추
    c. 과도한 골반의 후방 경사
    d. 과도한 골반의 전방 경사

29. 다음 중 발 바닥을 가리키는 말은?

    a. 근막
    b. 족저
    c. 하부
    d. 페달

30. 입학 절차 동안, 로버트는 필라테스 지도자인 칼에게, 자신이 다발성경화증이 있음을 알렸다. 다음 중 이러한 상황에서 칼이 할 수 있는 가장(MOST) 중요한 권고 사항은?

    a. 바닥에서 일어날 때 천천히 움직인다.
    b. 피로할 때까지 근육 운동을 한다.
    c. 극한의 온도에서의 운동은 피한다.
    d. 운동 프로그램의 템포를 높인다.

31. 다음 중 보행 단계에 속하는 것은?

    a. 그라운딩(grounding)
    b. 체중 부하
    c. 스윙(swing)
    d. 정적 상태

32. 다음 중 골반의 후방을 평가하는 데 사용되는 자세 기준은?

    a. ASIS(위앞엉덩이뼈가시)와 엉덩이주름

    b. 슬개골과 슬와

    c. PSIS(위뒤엉덩이뼈가시)와 엉덩이주름

    d. 귀의 평평함

33. 다음 중 어깨충돌증후군이 있는 클라이언트에게 사용이 금지되는 어깨 동작이 포함된 필라테스 운동은?

    a. 흉부 확장

    b. 페드-오-풀 암 로워(Ped-O-Pull Arm Lowers)

    c. 운다 체어(Wunda Chair)에서의 스완 프론트(Swan Front)/체스트 프레스(Chest Press)

    d. 로잉 백 살루트(Rowing Back Salute)

34. 클린트는 필라테스 지도자인 줄리아에게 배우고 있으며, 줄리아는 클린트의 요추 안정성 향상에 도움을 주고자 한다. 다음 중 클린트가 이러한 목적을 위해 보여줄 수 있는 가장 좋은(BEST) 호흡 기법을 나타내는 것은?

    a. 횡격막 호흡

    b. 후측방 흉식 호흡

    c. 보조근 호흡

    d. 폐 상부 흉식 호흡

35. 다음 중 척추 굴곡에 가장(BEST) 도움이 되는 동작은?

    a. 매트 위에서의 넥 풀(Neck Pull)

    b. 리포머에서의 롤다운(Rolldown)

    c. 트래페즈 테이블에서의 롤다운(Rolldown)

    d. 운다 체어에서의 리버스 스완(Reverse Swan)/토르소 프레스 싯(Torso Press Sit)

36. 단골(short bone)은 다음을 최대화하기 위하여, 대부분 해면골 물질로 구성된다.

    a. 충격 흡수

    b. 관절 유연성

    c. 근육의 레버리지(leverage)

    d. 선 자세 지탱

37. 힘줄은 ___을 뼈에 부착시키는 구조이다.

    a. 뼈

    b. 근막

    c. 근육

    d. 연골

38. 인대는 다음이 특징이다:

    a. 방대한 혈액 공급

    b. 혈액 공급이 거의 없음

    c. 고온

    d. 저온

39. 다음 중, 한 개인이 힘을 발달시키는 데 필요한 시간에 관계없이, 체중 단위 당 발생시킬 수 있는 최대의(MAXIMUM) 힘은?

    a. 지구력 강도

    b. 안정화 강도

    c. 상대 강도

    d. 기능 강도

40. 다음 중 힘을 발생시키고 동작을 가속화하기 위해 근육이 짧아지는 근수축을 묘사하는 것은?

    a. 단축성

    b. 등척성

    c. 신장성

    d. 등장성

41. 관절운동학적 억제는 제대로 작동하지 않는 관절을 둘러싼 근육 동원의 ____이다.

    a. 증가

    b. 감소

    c. 증대

    d. 제한

42. 광배근은 다음 중 어떤 면에서 어깨 신전을 발생시키는가?

    a. 가로면

    b. 시상면

    c. 전두면

    d. 등쪽면

43. 근육 또는 근군이 피로하지 않고 저항에 대항하여 수행할 수 있는 반복적인 수축 횟수를 가장 잘 묘사하는 용어는?

    a. 근 강도

    b. 근 체력

    c. 근 지구력

    d. 근 탄력

44. 다음 중 신경 가지망이 머리, 목, 윗가슴, 어깨에 공급하는 것은?

   a. 완신경총
   b. 경부 신경총
   c. 요신경총
   d. 천골신경총

45. 오른팔에 무감각증과 아린감을 경험하는 흉곽출구증후군 병력이 있는 클라이언트를 위해, 리포머에서의 롱백스트레치(Long Back Stretch) 동작을 어떻게 수정할 것인가?

   a. 이 운동을 제외시킨다.
   b. 팔꿈치를 굽힌다.
   c. 스프링 텐션을 낮춘다.
   d. 풋바를 낮춘다.

46. 다음 중, 필라테스 지도자인 밍이 12명의 클라이언트 그룹에서 매트 운동을 가르치는 상황을 가장 잘(BEST) 묘사한 것은?

   a. 모든 사람이 자신을 쉽게 볼 수 있는, 앞쪽에 자리를 잡고, 구두로 지시를 하면서 운동을 시연한다.
   b. 수업의 흐름을 유지하면서 분명한 개개인의 지시를 전달한다.
   c. 헌드레드(Hundred)로 시작하여, 운동의 정확한 순서를 가르친다.
   d. 들릴 수 있도록 충분히 큰 소리로 말하며, 그룹에 지시사항을 자주 반복하여 말한다.

47. 필라테스 기구의 후인 보조 및 전인 저항의 예는 다음과 같다:

   a. 리포머에서 풀링 스트랩(Pulling strap) 동작
   b. 운다 체어에서 스완 프롬 플로어(Swan from Floor) 동작
   c. 래더 배럴에서 스완(Swan) 동작
   d. 운다 체어에서 스완(Swan) 동작

48. 클라이언트가 타워바에서 트래페즈 테이블 푸시 스루(Push Through)로 오른쪽 다리의 슛다운(shooting down) 동작 시 통증이 있다면, 필라테스 지도자는 다음과 같은 조치를 취해야 한다:

   a. 좌골신경통이나 추간판 탈출증에 대한 신경 긴장 검사를 실시한다.
   b. 운동을 중단하고 이러한 증상들이 이전에도 있었는지를 물어본다.
   c. 운동을 중단하고 햄스트링 스트레치를 실시한다.
   d. 클라이언트에게 운동을 하면서 무릎을 굽히게 한다.

49. 클라이언트가 후방 접근 인공 고관절 전치환술을 받았으며, 재활을 마쳤고, 현재 필라테스 피트니스 프로그램을 할 준비가 되어 있다. 지도자로서 다음의 동작 중 피해야 할(AVOID) 것은?

    a. 70도 이상의 고관절 굴곡, 고관절 외회전, 고관절 외전

    b. 50도 이상의 고관절 굴곡, 고관절 외회전, 고관절 내전

    c. 70도 이상의 고관절 굴곡, 고관절 내회전, 고관절 외전

    d. 90도 이상의 고관절 굴곡, 고관절 내회전, 고관절 내전

50. 척추전방전위증이 있는 클라이언트는 다음 중 무엇을 피해야(AVOID) 하는가?

    a. 롤다운(Rolldown)

    b. 타워(Tower)

    c. 그래스호퍼(Grasshopper)

    d. 백스트로크(수영)

51. 코어를 구성하는 주요 근육/근군은 무엇인가?

    a. 복횡근, 외복사근, 장늑근, 내전근

    b. 햄스트링, 복직근, 내복사근, 대퇴근막장근

    c. 횡격막, 복횡근, 다열근, 골반기저근

    d. 복횡근, 대둔근, 다열근, 골반기저근

52. 클라이언트가 체중 부하 다리의 반대측에서, 골반이 아래로 떨어지며 걷는 것을 관찰했다. 이러한 관찰은 다음 부위의 근력 결핍을 나타낸다:

    a. 체중 부하 측의 내전근

    b. 체중 부하 측의 외전근

    c. 체중 부하 측의 요방형근

    d. 체중 부하 측의 햄스트링

53. 엘리자베스는 브레스트스트로크(breast stroke)를 실시하고 있으며, 필라테스 지도자가 그녀를 주시하고 있다. 지도자는 어디에서 서서 이 운동을 주시해야 할까?

    a. 풋바에서, 엘리자베스를 마주보며 그녀의 다리를 잡고

    b. 리포머 뒤쪽에서, 손을 종아리 하부에 올려두고

    c. 리포머 옆에서, 손을 엘리자베스의 허리에 올려두고

    d. 리포머에서 엘리자베스를 내려다보며 그녀의 발을 잡고

54. 열린 사슬(open chain)에서 무릎을 신전시키는 근육은 다음과 같이 발견된다:

    a. 전방에서

    b. 후방에서

    c. 측방에서

    d. 내측에서

PMA NPCT
(NATIONALLY CERTIFIED
PILATES TEACHERS)

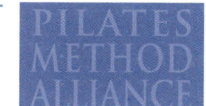

55. 다음의 근군 중, 대퇴부를 외회전시키기 위해 수축하는 것은?

　　a. 대퇴근막장근
　　b. 내전근과 박근
　　c. 내폐쇄근과 내전근
　　d. 대둔근과 외회전근

56. 다음 중 발의 족배굴곡에 포함되는 근육은?

　　a. 전경골근과 장무지굴근
　　b. 전경골근과 장무지신근
　　c. 전경골근, 가자미근, 장비골근
　　d. 비복근, 가자미근, 장비골근

57. 다음 중 족저근막염이 있는 클라이언트를 위한 프로그램에 포함되어야 하는 것은?

　　a. 풀 스쿼트와 무릎 굴곡 스트레치
　　b. 햄스트링 스트레칭
　　c. 풋 코렉터-컬 토(Foot Corrector-Curl Toes)
　　d. 무릎 스트레치 시리즈

58. 다음 중 근신전반사의 첫 번째(FIRST) 단계는?

　　a. 근방추가 척수에 신호를 보낸다.
　　b. 근 단축이 시작되면서, 근방추가 발화(fire)를 멈춘다.
　　c. 척수가 근수축을 형성하기 위해 임펄스(신경충격)을 보낸다.
　　d. 근섬유와 근방추가 늘어난다.

59. 제인은 골다공증이 있다. 다음 중 제인에게 금기되는(CONTRAINDICATED) 것은?

　　a. 펀칭(Punching)
　　b. 레그 서클(Leg Circles)
　　c. 헌드레드(Hundreds)
　　d. 호흡

60. 제인은 필라테스 지도자인 카야에게 척추관협착증이 있다고 말한다. 다음 중 그녀에게 적합하지 않은(NOT) 운동은 무엇인가?

　　a. 흉부 확장
　　b. 헌드레드(Hundred)
　　c. 브레스트 스트로크(Breast Stroke)
　　d. 백 스트로크(Back Stroke)

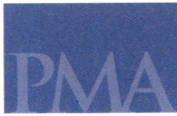

Answers

1. C	31. C
2. D	32. C
3. A	33. D
4. A	34. B
5. B	35. C
6. B	36. A
7. B	37. C
8. B	38. B
9. C	39. C
10. C	40. A
11. B	41. B
12. A	42. B
13. B	43. C
14. A	44. B
15. A	45. A
16. C	46. B
17. D	47. D
18. C	48. B
19. C	49. D
20. D	50. C
21. A	51. C
22. B	52. B
23. C	53. B
24. C	54. A
25. A	55. D
26. A	56. B
27. C	57. D
28. A	58. D
29. B	59. C
30. C	60. C

03 PMA 동작리스트

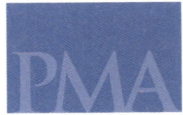

Mat Exercises

STUDY KEY : Return to Life에 기록된 시퀀스로 운동을 배우세요

동작	난이도	횟수	참조
Hundred	Beginning	100 Beats	
Roll Up	Beginning	3	
Rollover	Advanced	5 Each Way	
Single Leg Circles	Beginning	5 Each Way	
Rolling Like a Ball	Beginning	6	
Single Leg Stretch	Beginning	5 Sets	
Double Leg Stretch	Beginning	6	

PMA NPCT
(NATIONALLY CERTIFIED
PILATES TEACHERS)

PILATES
METHOD
ALLIANCE

동작	난이도	횟수	참조
Single Straight Leg Stretch/Scissors	Intermediate	5 Sets	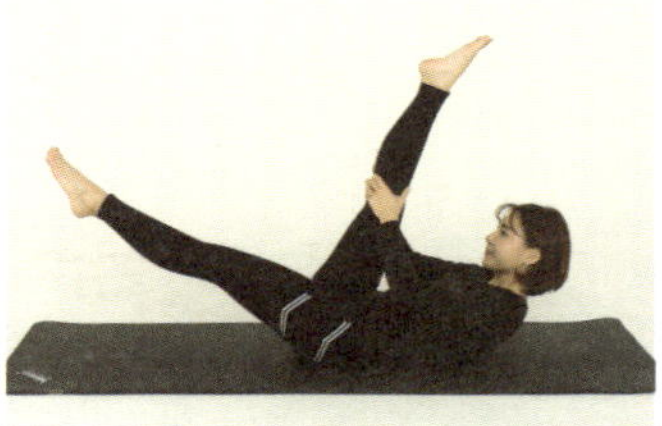
Double Straight Leg Stretch/Lower Lif	Intermediate	5	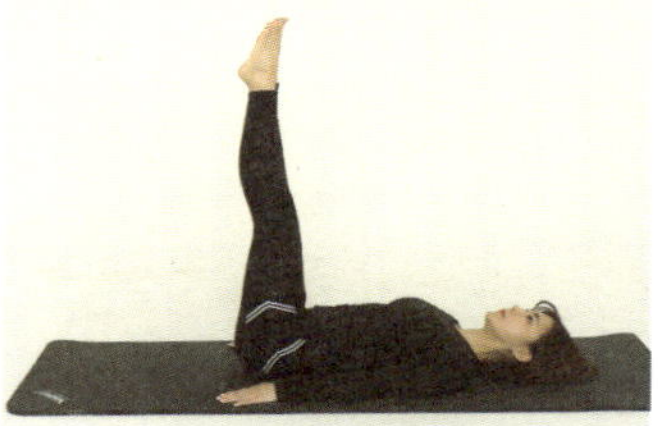
Criss-cross	Intermediate	5 Sets	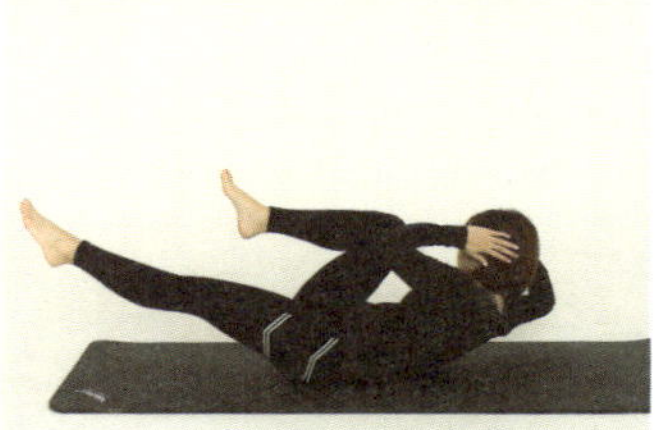
Spine Stretch	Beginning	3	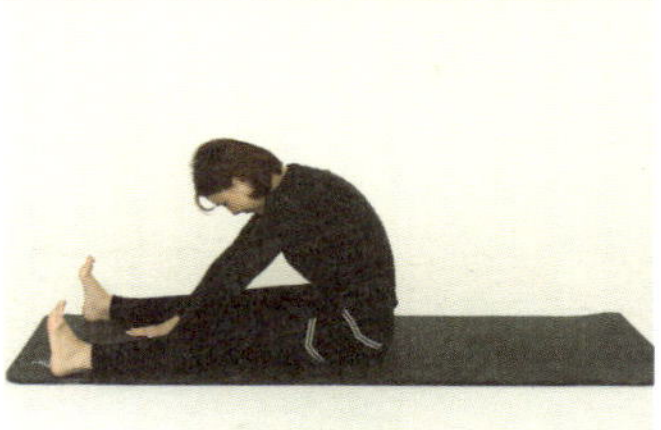
Open Leg Rocker	Intermediate	6	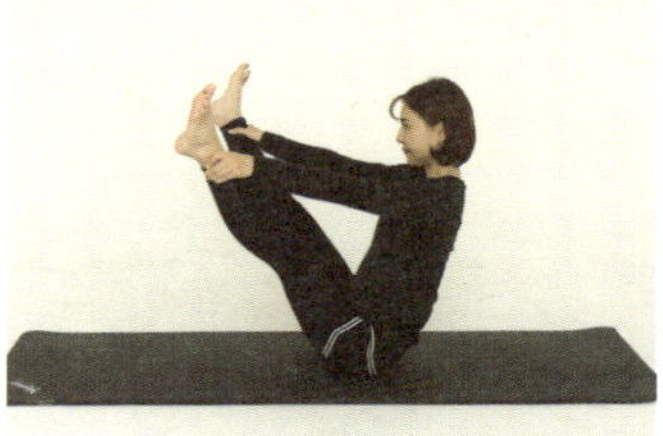
Corkscrew	Advanced	3 Sets	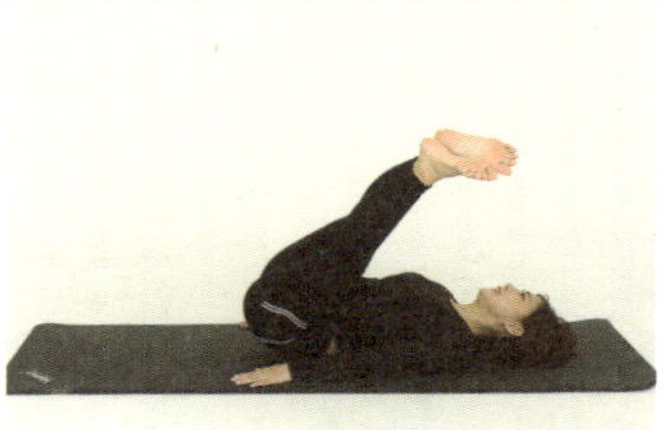
Saw	Beginning	3 Sets	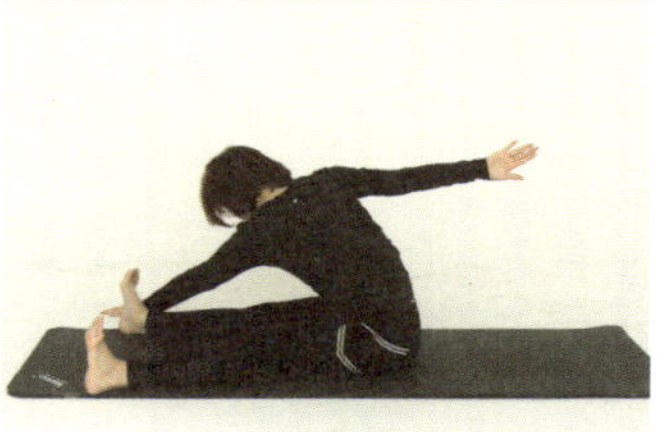

105

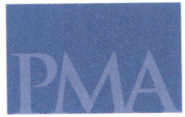

동작	난이도	횟수	참조
Swan Dive	Advanced	6	
Single Leg Kick	Beginning	6 Sets	
Double Leg Kick	Intermediate	5 Sets	
Neck Pull	Intermediate	3	
Scissors	Advanced	6 Sets	
Bicycle	Advanced	10 Strokes Each Way	
Shoulder Bridge	Advanced	3 Sets	

PMA NPCT
(NATIONALLY CERTIFIED
PILATES TEACHERS)

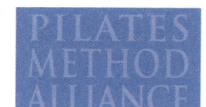

동작	난이도	횟수	참조
Spine Twist	Intermediate	3 Sets	
Jackknife	Advanced	3	
Side Kick	Beginning	3 Each Side	
Teaser	Intermediate	3	
Hip Circle	Advanced	3 Sets	
Swimming	Intermediate	20 Strokes	
Leg Pull Front	Advanced	3 Sets	

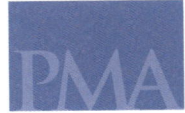
국제공인필라테스지도자 합격공식

동작	난이도	횟수	참조
Leg Pull	Advanced	3 Sets	
Kneeling Side Kick	Advanced	4 Each Side	
Side Bend	Advanced	3 Each Side	
Boomerang	Advanced	6	
Seal	Beginning	6	
Crab	Advanced	6	
Rocking on Stomach	Advanced	5	

동작	난이도	횟수	참조
Control Balance	Advanced	6 Sets	
Push Up	Advanced	3	

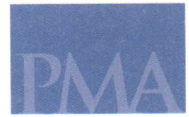

■Universal Reformer Exercises

동작	난이도	스프링	횟수	풋바	기타	참조
Footwork						
Prehensile (V, position toes and heels together)	Beginning	3	10	up	Headrest Up	
Arches	Beginning	3	10	up	Headrest Up	
Heels	Beginning	3	10	up	Headrest Up	
Tendon Stretch	Beginning	3	10	up	Headrest Up	
Hundred	Beginning	2	100 Arm beat or 10 breath	down	Straps	

동작	난이도	스프링	횟수	풋바	기타	참조
Overhead/ Jack-Knife	Advanced	2	3	down	Straps	
Coordination	Intermediate	2	3	down	Straps	
Rowing Back Round Back	Advanced	1	3	down	Straps	
Flat Back	Advanced	1	3	down	Straps	
Rowing Front Sitting Tall	Advanced	1	3	down	Straps	
Bending Down	Advanced	1	3	down	Straps	

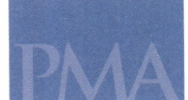

동작	난이도	스프링	횟수	풋바	기타	참조
Salute	Advanced	1	3	down	Straps	
Hug-a-Tree	Advanced	1	3	down	Straps	
long Box Swan	Advanced	2	3	down	Foot straps	
Pulling Straps	Intermediate	1	3	down	Straps	
T	Intermediate	1	3	down	Straps	
Backstroke (Swimming)	Intermediate	2	3	down	Straps	

동작	난이도	스프링	횟수	풋바	기타	참조
Teaser	Advanced	1	3	down	Straps	
Long Box Breast Stroke	Advanced	1	3	down	Straps	
Horseback	Advanced	1	3	down	Straps	
Long Stretch Series Long Stretch	Intermediate	2	3	up		
Downstretch	Intermediate	2	3	up		
Upstretch	Advanced	2	3	up		

동작	난이도	스프링	횟수	풋바	기타	참조
Elephant	Intermediate	2	3	up		
Arabesque	Advanced	2	3	up		
Long Back Stretch	Intermediate	2	3	up		
Stomach Massage Round Back	Beginning	2 or 3	5 to 10	up		
Flat Back	Intermediate	2 or 3	5 to 10	up		
Reach	Intermediate	2 or 3	5 to 10	up		

동작	난이도	스프링	횟수	풋바	기타	참조
Twist	Advanced	2 or 3	5 to 10	up		
Tendon Stretch	Advanced	2	3	up		
Short Spine Massage	Intermediate	2	3		Straps	
Head* Front	Advanced	1 or 2	3 Each Way	up	Headrest up	
Back	Advanced	1 or 2	3	up	Headrest up	
Semi-Circle	Intermediate	2	3 Each Way	up		

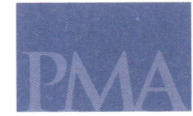

국제공인필라테스지도자 합격공식

동작	난이도	스프링	횟수	풋바	기타	참조
Chest Expansion Kneeling	Advanced	2	3 Sets		Straps	
Thigh Stretch	Advanced	2	3		Straps	
Reverse Chest Expansion/ Arm Circles	Advanced	2	3 Each Way		straps	
Kneeling Side Arms 1*	Advanced	1	3 Each Way		Straps	
Kneeling Side Arms 2*	Advanced	1	3 Each Way		Straps	
Kneeling Side Arms 3*	Advanced	1	3 Each Way		Straps	

동작	난이도	스프링	횟수	풋바	기타	참조
Side Stretch/ Cleopatra	Intermediate	1	3 Each Way	up		
Mermaid	Intermediate	2	3 Each Way	up		
Twist	Advanced	1 or 2	3 Each Way	up or Down		
Corkscrew	Advanced	2+	3 Each Way	down		
Balance Control into Arabesque	Advanced	2+	2 to 3 Each Side	down		
2nd Long Box Rocking	Advanced	1	3 to 5	down		

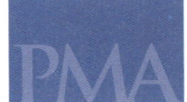

동작	난이도	스프링	횟수	풋바	기타	참조
Grasshopper	Intermediate	2	3	down		
Swimming	Intermediate	2	10 to 20	down		
Short Box Series Round Back / Stomach Control	Intermediate	3	3	down		
Flat Back	Intermediate	3	3	down		
Twist	Intermediate	3	3 Each Way	down		
Tree	Intermediate	3	3 Each Way	down		

동작	난이도	스프링	횟수	풋바	기타	참조
Long Spine Massage	Intermediate	2	3 Each Way	down		
Knee Stretch Series Kneeling; Round Back	Beginning	2	5	up		
Arched Back	Beginning	2	5	up		
Standing; Knees Off	Intermediate	2	5	up		
Running	Beginning	3	10 sets	up		
Pelvic Lift	Intermediate	3	5 to 10	up		

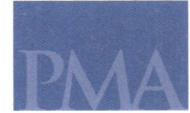

국제공인필라테스지도자 합격공식

동작	난이도	스프링	횟수	풋바	기타	참조
Control Front	Advanced	2	3 Each Way	up		
Control Back	Advanced	2	3 Each Way	up		
Bridge with Arm Pulls*	Advanced	1 or 2	5	up	Headrest Up, Straps	
Side Support	Advanced	1 or 2	3 Each Way	up		
Star	Advanced	1 or 2	3	up		
Russian*	Advanced	2	3			

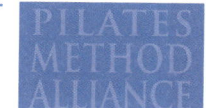

동작	난이도	스프링	횟수	풋바	기타	참조
High Bridge*	Advanced	2	1	up		
Splits Side	Advanced	1 or 2	3 Each Way	down		
Front	Advanced	1 or 2	3 Each Way	up		
Back	Advanced	1 or 2	3	down		
Russian	Advanced	2	3	up		

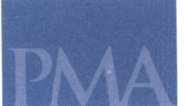

Trapeze Table Exercises

동작	난이도	스프링	횟수	기타	참조
Push-Through Bar Springs from Above Upper Arms	Beginning	1 or 2	3	Magic Circle or Sling	
Swan	Intermediate	2	3		
Push-Through Seated Front	Intermediate	1	3		
Push-Through Seated Back	Intermediate	1	3		
Cat	Intermediate	2	3		

PMA NPCT (NATIONALLY CERTIFIED PILATES TEACHERS)

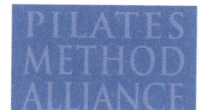

동작	난이도	스프링	횟수	기타	참조
Teaser	Intermediate	1	3		
Mermaid	Intermediate	1	3		
Parakeet	Advanced	1	3 Sets	Spot Required	
Springs from Below Bend and Stretch/ Foot work	Beginning	2	3		
Sit-up	Intermediate	1	3		

123

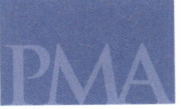

국제공인필라테스지도자 합격공식

동작	난이도	스프링	횟수	기타	참조
Monkey	Intermediate	1	3		
Tower	Intermediate	1	3		
Hip opener	Advanced	1	3 to 5 Each Side		
standing on floor upper Arm Control Facing in (vertical)	Advanced	2	3		

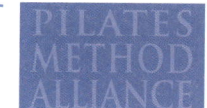

동작	난이도	스프링	횟수	기타	참조
Facing out (Diagonal)	Advanced	2	3		
Arm Circles Facing in	Advanced	2	3 to 5		
Punching (Diagonal)	Advanced	2	3 to 5		

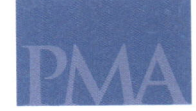

국제공인필라테스지도자 합격공식

동작	난이도	스프링	횟수	기타	참조
Salute	Advanced	2	3 to 5		
Hug-a-Tree	Advanced	2	3 to 5		
Twist	Advanced	2	3 to 5 Sets		

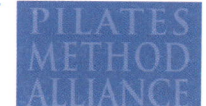

동작	난이도	스프링	횟수	기타	참조
Butterfly	Advanced	2	3 Sets		
Chest Expansion	Advanced	2	3		
Revere Chest Expansion	Advanced	2	3		

PMA 국제공인필라테스지도자 합격공식

동작	난이도	스프링	횟수	기타	참조
Lunge	Advanced	2	3 to 5 Sets		
Rolldown Bar Rolldown	beginning		3		
Breathing	beginning		3		
Hundred	Intermediate	1	100 Arm Beats or 10 Breaths		

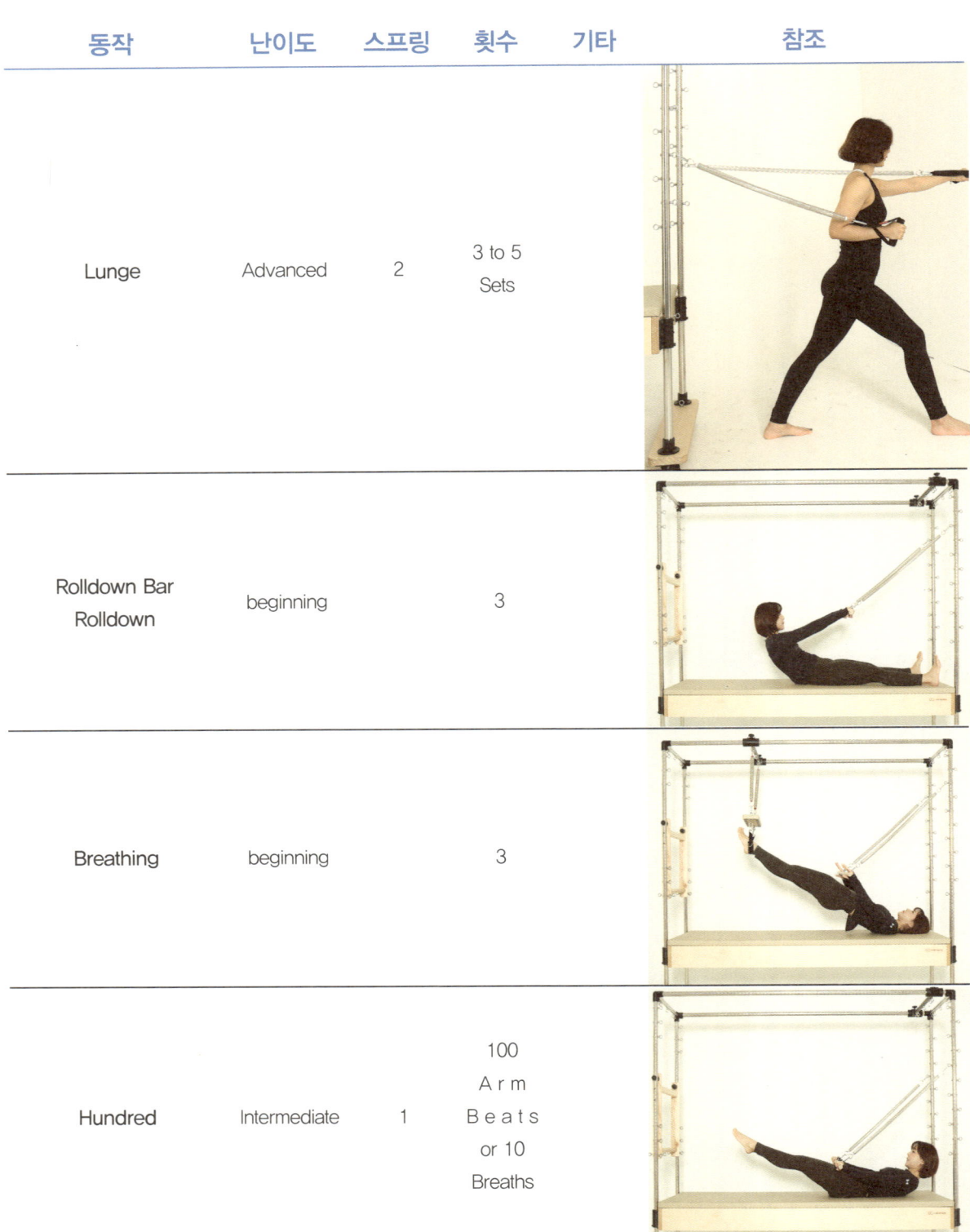

PMA NPCT
(NATIONALLY CERTIFIED
PILATES TEACHERS)

PILATES METHOD ALLIANCE

동작	난이도	스프링	횟수	기타	참조
Short Spine/ Semi-circles	Advanced		3 Each Way		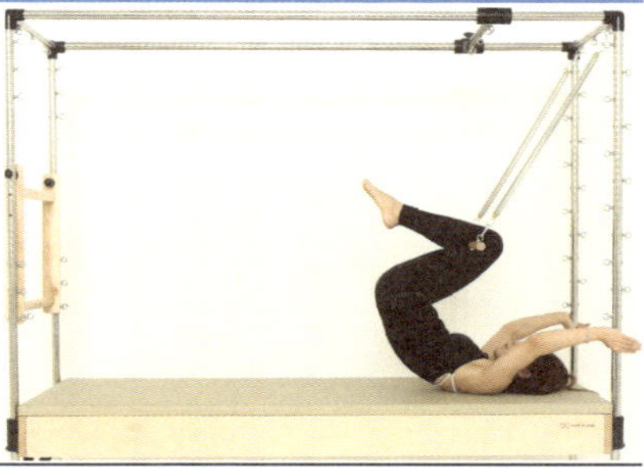
Swan	Advanced		3		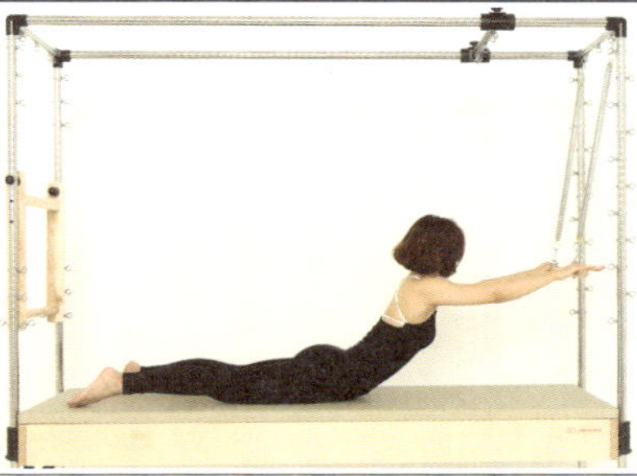
Chest Expansion	Advanced		3 Sets		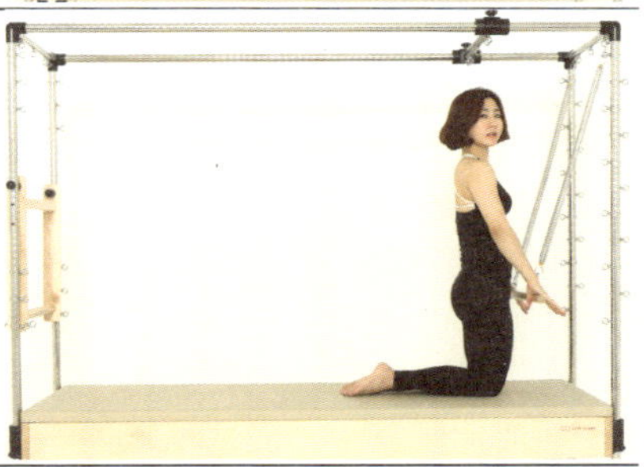
Thigh Stretch	Advanced		3 Each Way		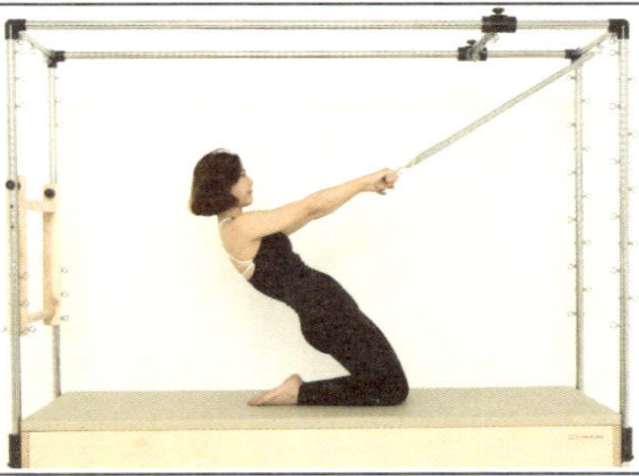
Rolling in and out	Advanced		3 Each Way		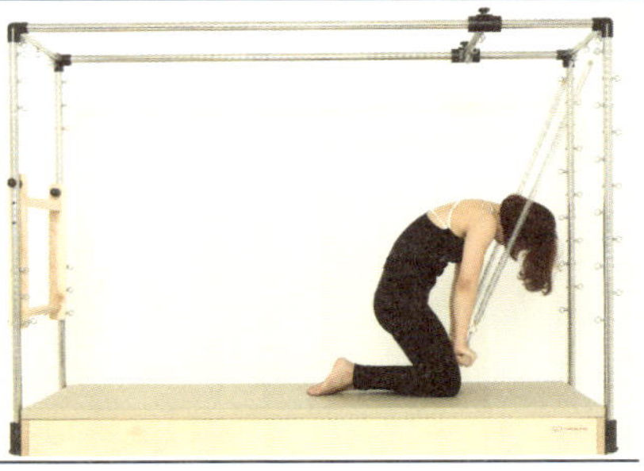

129

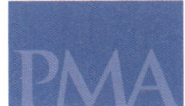

동작	난이도	스프링	횟수	기타	참조
Side Bend	Advanced		3 Each		
Leg Springs Supine Bycycle	Beginning	Low	5 Set		
Walking	Beginning	Low	5 Sets		
Scissors	Beginning	Low	5 Sets		
Frog	Beginning	Low	5 each Way		

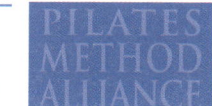

동작	난이도	스프링	횟수	기타	참조
Circles	Beginning	Low	5 each Way		
Side-Lying Circles	Intermediate	Low	5 each Way		
Bicycle	Interediate	Low	3 Each Way		
Magician	Advanced	High	3 each		
Airplane	Advanced	High	3 Each Way		

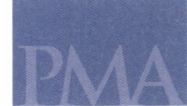

동작	난이도	스프링	횟수	기타	참조
Arm Springs Circles Sipin	Intermediate	Medium	5 each Way		
Circles Prone	Intermediate	Low	3 Each way		
Flying Eagle	Advanced	Medium	3 Sets		
Rowing Back/ Round Back	Intermediate	Medium	3		
Flat Back	Intermediate	Medium	3		

동작	난이도	스프링	횟수	기타	참조
Rowing Front/ Sitting Tall	Intermediate	Medium	3		
Bending Down	Intermediate	Medium	3		
Salute	Interediate	Medium	3		
Hug-a-Tree	Intermediate	Medium	5		
Full Trapeze Table Hanging Down	Intermediate		3	Sling	

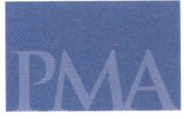

국제공인필라테스지도자 합격공식

동작	난이도	스프링	횟수	기타	참조
Hanging Up	Intermediate		3	Sling	
Hanging* Half	Advanced	Low		Hanging Straps Spot Required	
Full	Advanced	Medium		Hanging Straps Spot Required	
Spread Eagle	Intermediate		3		
Cat Walkover	Advanced		1 Each Side	spot Required	

동작	난이도	스프링	횟수	기타	참조
Squirrel	Advanced		1 Each Side	spot Required	
Inversions*	Advanced			Spot Required	

High Back Chair and Wunda Chair Exercises

동작	난이도	스프링	횟수	기타	참조
Double Leg Pumps** V Position	Beginning	HL	10		
Parallel	Beginning	HL	10		
Heels	Beginning	HL	10		
Single Leg Pimps** Toes	Beginning	LL	10		
Heels	Beginning	LL	10		

PMA NPCT
(NATIONALLY CERTIFIED
PILATES TEACHERS)

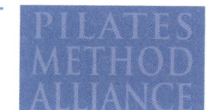

동작	난이도	스프링	횟수	기타	참조
Washer Woman/Hamstring 1	Beginning	HL		5	
Swan Front/ Chest Press	Intermediate	ML		5	
Reverse Swan/ Torso Press Sit	Advanced	HL		5	
Seated Mermain/ Side Arm Sit	Intermediate	HL		5 Each Side	
Chest Expansion/ Tricep Press Sit	Intermediate	HL		5	
Piano Lesson Plie Front	Intermediate	M		5	
Piano Lesson/ Plie Back	Intermediate	H	5		

137

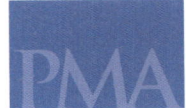

동작	난이도	스프링	횟수	기타	참조
Kneeling Mermaid/ Side Arm Kneeling	Intermediate	LL	5 Each Side		
Horseback	Intermediate	MM	5		
one arm push-ups 1 hand on chair	Advanced	MM	5		
2 Lying Prone	Intermediate	MM	5 Each Side		
3 Standing	Advanced	MM	5 Each Side		
4 Hand on Floor	Advanced	MM	5 Each Side		
Side Arm Twist	Intermediate	LL	5 Each Side		

PMA NPCT
(NATIONALLY CERTIFIED
PILATES TEACHERS)

PILATES METHOD ALLIANCE

동작	난이도	스프링	횟수	기타	참조
Pike/Teaser on Floor	Beginning	M	5		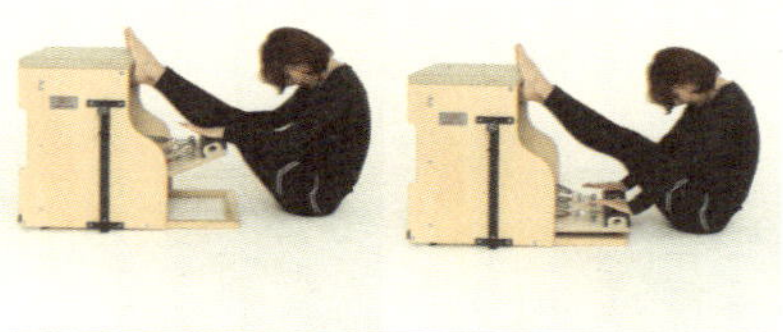
Forward Step Down/ Russian	Advanced	HL	5 each Side		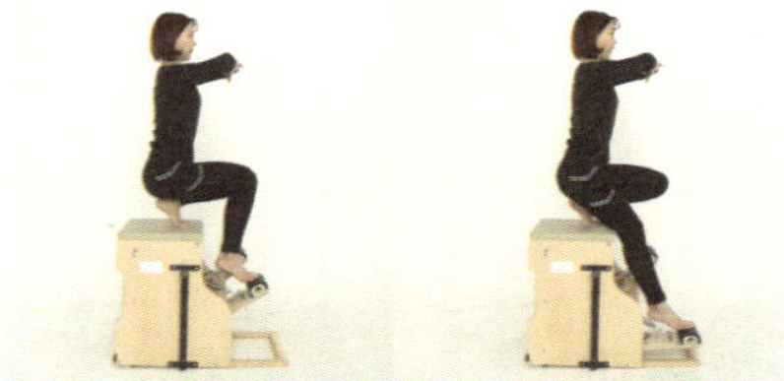
Sideward Step Down/ Russian	Advanced	HL	5 each Side		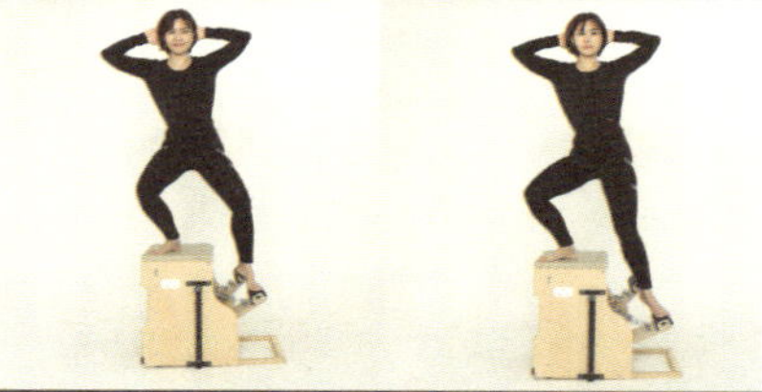
Backward Step Down/ Running Start**	Advanced	HL	5 each Side		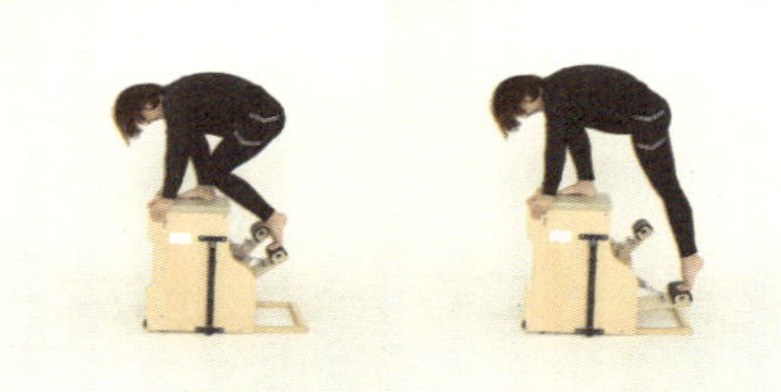
Tricep Sit	Advanced	HH	3 to 5		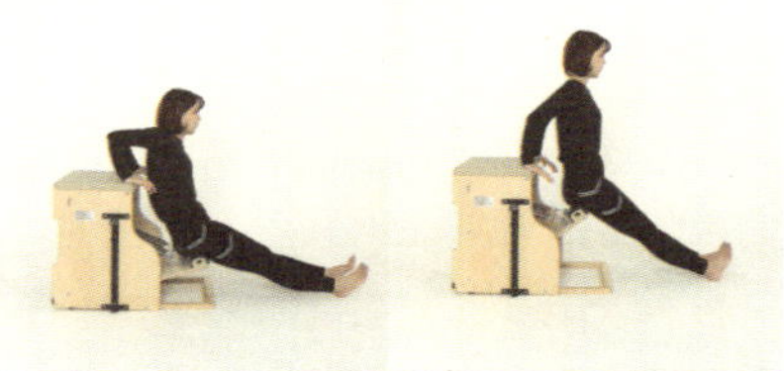
Cat	Intermediate	HL	5		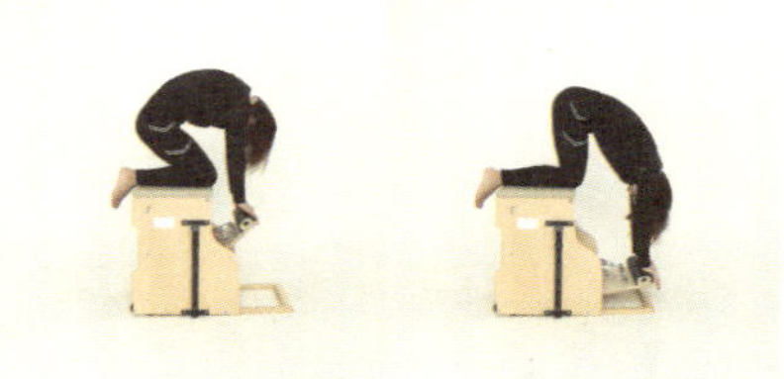
Jack-knife from Floor and Corkscrew	Intermediate Advanced	HH HH	3 Reps 3 Sets		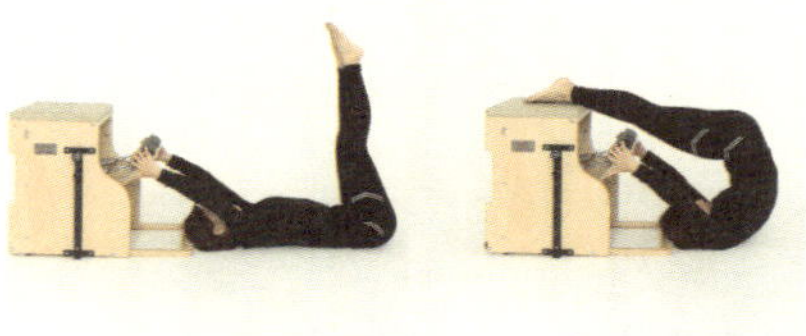

139

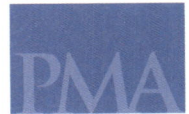

동작	난이도	스프링	횟수	기타	참조
Swan from Floor	Intermediate	LL	3 to 5		
Frog Lying Flat	Beginning	ML	Pulses		
Single Leg Pump-Lying Flat	Beginning	M	5 Each Side		
Scissor Leg Side-Lying	Intermediate	L	5 Each Side		
Handstand	Advanced	ML	3		
Stanging Leg and Foot Press	Intermediate	LL	3 Each Side		
Washer Woman Over the Chair/ Hamsting 2	Intermediate	LL	5		
Washer Woman Over the Chair/One arm	Intermediate	LL	5 each Side		
Forward Lunge/ Straight Stand/ Arabesque	Advanced	HL	5 each Side		

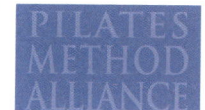

동작	난이도	스프링	횟수	참조
Side Lunge/ Side Stand	Advanced	HL	5 each Side	
Side Body Twist	Intermediate	HL	5 each Side	
Tendon Stretch	Advanced	HL	5	
Tendon Strech One Leg	Advanced	HL	5 each Side	
Pull-Up/ Hamstring 3	Advanced	HL	5	
Pull-Up/ Hamstring 3 One Arm	Advanced	HL	5 Each Side	
Head * Piano Lesson on Head	Advanced	L	3	

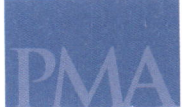

국제공인필라테스지도자 합격공식

동작	난이도	스프링	횟수	참조
Head * Hanging Torso	Advanced	LL	3	
Head * Arm Push Down	Advanced	MM	3	
Side Pull-Up/ Side Leg Extension	Advanced	HL	5 Each Side	
Spine Stretch Forward/ Sitting Arm Push Down	Beginning	LL	3	

* Historical – Assistance Required

동작	난이도	스프링	횟수	참조
Frog Front	Advanced	MM	5	
Frog Back	Advanced	MM	5	

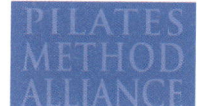

PMA NPCT
(NATIONALLY CERTIFIED
PILATES TEACHERS)

동작	난이도	스프링	횟수	참조
Standing Leg Pump * * Front	Beginning	HL	5 to 10 Each Side	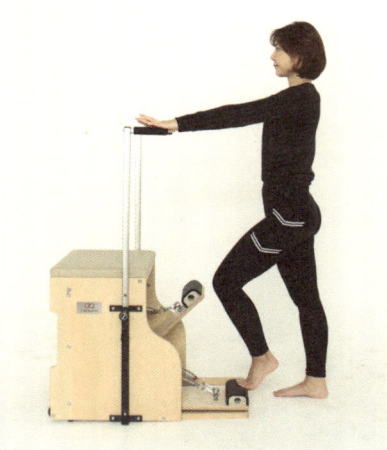
Side	Beginning	HL	5 to 10 Each Side	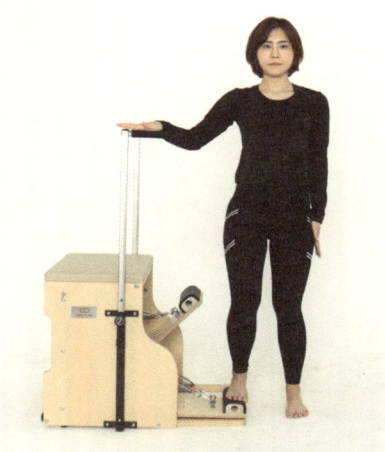
Standing Leg Pump * * Crossover	Beginning	HL	5 to 10 Each Side	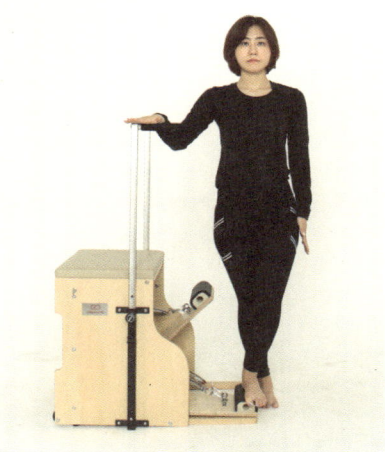

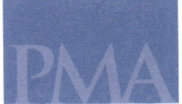

동작	난이도	스프링	횟수	참조
Achilles Stretch **	Beginning	HL	5 Each Side	
Press Up with Handles ** Facing Out	Advanced	MM	5	
Press Up with Handles ** Facing In	Advanced	MM	3	

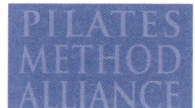

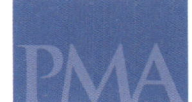

Spine Corrector Exercises

동작	횟수	참조
Reach/ Rolldown	5 Each Way	
Overhead Stretch/ Rollover	3 Each Way	
Leg Series Scissors	5 Sets	
Walking	5 Sets	
Bicycle	5 Sets	
Circles	5 Each Way	
Helicopter	5 Each Way	

동작	횟수	참조
Low Bridge	5 Sets	
Rolling In and Out	3 Sets	
Corkscrew	3 Each Way	
Back Arch and Bridge	5	
Balance	5	
Swan	5	
Grasshopper	3	

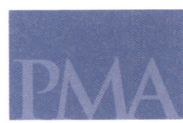

동작	횟수	참조
Swimming	10	
Rocking	5	
Teaser	3	
Hip Circles	3	
High Bridge	3	
Forward Stretch/ Rest Position	1	

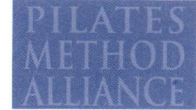

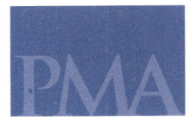

■Ladder Barrel Exercises

동작	횟수	참조
Swan Dive	3	
Swimming	20 Strokes	
Grasshopper	3	
Side Sit-Ups	5	
Short Box Series Round Back	3	

동작	난이도	참조
Flat Back	3	
Helicopter	3 Sets	
Handstand	10	
Stomach jumps	5	
Back to Forward Bend	3	

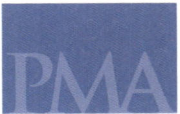

동작	난이도	참조
Twist	3 Sets	
Climb-a-Tree	3 Sets	
Horseback	3 Sets	
Leg Series Scissors	3 Sets	
Walking	3 Sets	

동작	난이도	참조
Bicycle	3 Sets	

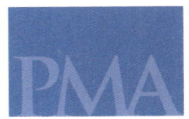

Auxillary Equipment Exercises

동작	참조
Bean Bag Wrist Curl	
Finger Corrector Finger Pull	
Toe Corrector Pulling Down	
Toe Corrector Pulling Side	
Foot Corrector Curl Toes (Prehensile)	

PMA NPCT
(NATIONALLY CERTIFIED
PILATES TEACHERS)

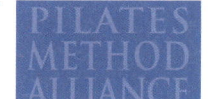

동작	참조
Foot Corrector Ball of Foot Over (Doming)	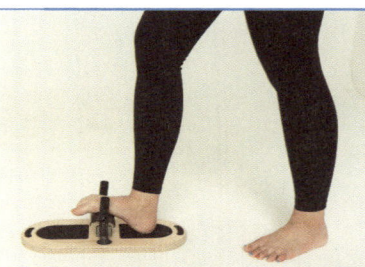
Foot Corrector Lower Heels	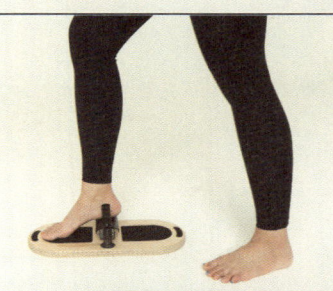
Foot Corrector Massage	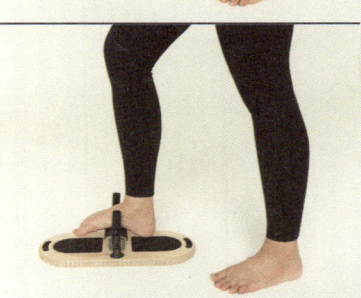
Pinwheel Breath Control – Exhalation	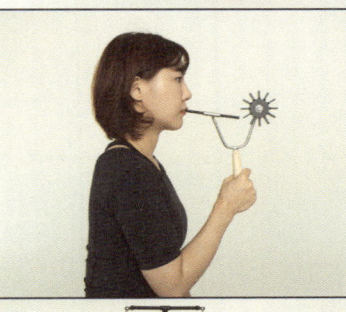
Ped–o–Pull Arm Lowers – Front	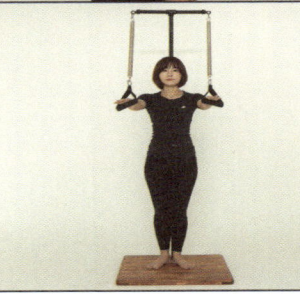

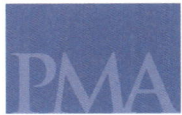

동작	참조
Ped-o-Pull Arm Lowers – Side	
Arm Circles	
Deep Knee Bends – Facing Out	
Deep Knee Bends – Facing In	
Deep Knee Bends – Single Leg	

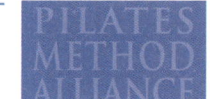

동작	참조
Ped-o-Pull Bicep Uncurl/ Tricep Press	
Magic Circle Legwork – Sitting Above Knees	Above Knees
Legwork – Sitting Below Knees	Below Knees
Legwork – Standing At Ankles	At Ankles
Legwork – Standing Above Knees	Above Knees

동작	참조
Magic Circle Arm Work Pectoral Press – Chest Height	
Two Arm Press – Waist Height	
Two Arm Press – Front	
Two Arm Press – Overhead	
Arm Work Two Arm Press – Behind Body	

PMA NPCT (NATIONALLY CERTIFIED PILATES TEACHERS)

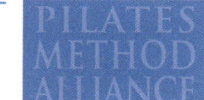

동작	참조
One Arm Press	
Head Work Chin Press	
Forehead Press	
Head Harness Full Body Lean – Front *	
Head Harness Full Body Lean – Side *	

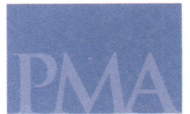

국제공인필라테스지도자 합격공식

동작 **참조**

Full Body Lean – Back *

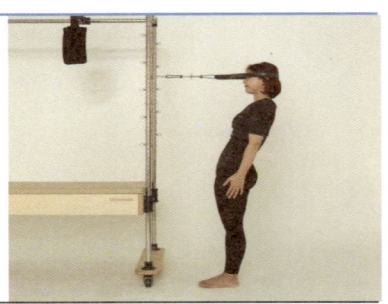

* Historical – Assistance Required